Diabetes *mellitus*
Programa completo para su tratamiento dietético

Érika Rivera Arce

EDITORIAL
PAX MÉXICO

El libro muere cuando lo fotocopian

Amigo lector:

La obra que tiene en sus manos es muy valiosa: contiene conocimientos, experiencia y años de trabajo de su autor. El editor ha procurado una presentación digna de su contenido y pone su empeño y recursos para difundirla ampliamente, por medio de su red de comercialización.

Cuando usted fotocopia este libro o adquiere una copia "pirata" o fotocopia ilegal del mismo, el autor y el editor dejan de percibir lo que les permite recuperar la inversión que han realizado.

En este sentido, la reproducción no autorizada de obras protegidas por el derecho de autor desalienta la creatividad y limita la difusión de la cultura –además de ser un delito.

Si usted necesita un ejemplar del libro y no le es posible conseguirlo, le rogamos hacérnoslo saber.

No dude en comunicarse con nosotros.

Editorial Pax México

Av. Cuauhtémoc 1430
Col. Santa Cruz Atoyac
México D.F. 03310
Teléfono: 5605 7677
Fax: 5605 7600
Correo electrónico: editorialpax@mexis.com

ISBN 968-860-421-6

Impreso en México / *Printed in Mexico*

Índice

Prólogo vii

Capítulo 1. Aspectos generales de la diabetes 1
¿Qué es la diabetes y cuáles son sus síntomas? 2
¿Cuántos tipos de diabetes hay? 3
¿Por qué padecemos diabetes? 6
¿Cuáles pueden ser las consecuencias de la diabetes? . . . 10
¿Cómo sé que tengo diabetes? 12
¿Qué métodos son utilizados para diagnosticar la diabetes? 13
¿En qué consiste la curva de tolerancia a la glucosa? 14

Capítulo 2. Tratamiento y control de la diabetes 17
¿Cuál es tratamiento que debe llevar una persona que padece diabetes? 18
Automedición de la glucosa 22
¿Qué es la insulina? 24
¿De dónde provienen las inyecciones de insulina? 25
¿En qué partes del cuerpo puede inyectarse la insulina? . . 26
¿Qué cantidad de insulina debe inyectarse la persona diabética? 30
¿Las inyecciones de insulina pueden causar algún daño a la salud? 31
¿Qué es la hipoglucemia? 32

¿Qué hacer en caso de hipoglucemia? 33
¿Qué es la hiperglucemia? 34
¿El nopal puede curar la diabetes? 35
¿Qué son los medicamentos hipoglucemiantes? 36

Capítulo 3. Tratamiento dietético del paciente diabético . . . 37
¿Qué tipo de alimentación debe llevar el diabético? 38
¿Cuál es el plan de alimentación que debe llevar un diabético dependiente de la insulina? 42
¿Cuál es el plan de alimentación que debe llevar un diabético no dependiente de la insulina? 45
¿Qué son los hidratos de carbono? 46
¿Qué es el índice glucémico de los alimentos? 50
¿Qué son los edulcorantes? 52
¿Existen alimentos preparados con edulcorantes? 53
¿Qué beneficios tiene incluir fibra en la alimentación? . . . 54
¿Cómo puede ayudar la fibra en el control del azúcar? . . . 55
¿Cualquier tipo de fibra puede ayudar para el control de la diabetes? 56
¿Existen productos en el mercado hechos con fibra? 57
¿Se puede incluir cualquier tipo de grasa en la dieta? 58
¿Qué es la hipercolesterolemia? 59
¿Qué es la hipertrigliceridemia? 60
¿Qué es la ateroesclerosis? 61
Recomendaciones para reducir el colesterol 62
Consejos para reducir la grasa en los alimentos y mejorar su salud 64
¿En qué alimentos se encuentran los ácidos grasos Omega-3? 66
¿Las personas diabéticas pueden ingerir bebidas alcohólicas? 67
Cuidados y recomendaciones para las personas hipertensas 69

¿Qué es el Sistema de equivalentes? 72
¿Cómo utilizar la lista del Sistema
de equivalentes? 75
¿Cómo calcular las calorías para la elaboración
de una dieta? 78
¿Puedo definir mi dieta sin ayuda? 83
De compras al mercado 84

Recetario 89
Sopas y cremas 92
Ensaladas 96
Platillos principales 100
Postres 113
Menúes 116

Anexos. Guía de equivalentes 119
Peso ideal para mujeres 130
Peso ideal para hombres adultos 131
Requerimiento energético por edad y actividad física 132

Glosario 133

Prólogo

¿Por qué es importante educar al paciente diabético sobre su enfermedad?

La Diabetes *mellitus* es uno de los problemas más graves de salud en nuestro país y de mayor demanda de atención en la consulta a los médicos. La diabetes es una enfermedad que con el tiempo se complica con otras afecciones como son la hipertensión arterial, la disminución de la visión (retinopatía diabética), la dificultad para cicatrizar las heridas, las alteraciones del sistema nervioso como pérdida de la sensibilidad en los pies y las manos (neuropatía), entre otras.

Para un buen control de la diabetes es necesario que el paciente aplique cotidianamente una serie de medidas *correctivas* como son: la ingestión de pastillas hipogluceminantes o la inyección de insulina; practicar una alimentación sana y adecuada al tipo de diabetes que padezca; realizar ejercicio y efectuar periódicamente pruebas de laboratorio, o de automedición, de sus niveles de glucosa sanguínea. Todos estos conocimientos son básicos para el diabético porque le ayudan a evitar o disminuir las consecuencias de padecer la enfermedad y a mejorar su salud.

Por todo lo anterior, consideramos necesaria la elaboración de un manual educativo que contenga las respuestas a las preguntas más comunes del paciente diabético, como son: ¿qué alimentos debo tomar si padezco mareos?, ¿un diabético puede comer pan y tortillas?, ¿cuál es la dieta que debe seguir un diabético?, entre otras. Éstas son algunas de las preguntas que se hace un diabético, y por falta de información y de una adecuada orientación muchas veces toma decisiones erróneas. Esta obra tiene como propósito ayudar al paciente a tomar decisiones en el manejo dietético de su enfermedad, en forma rápida y práctica.

Esperamos que la información y la orientación que aquí presentamos sea un auxiliar en el control de la Diabetes *mellitus* y de beneficio para la salud del paciente.

¡Suerte!

Capítulo 1

Aspectos generales de la diabetes

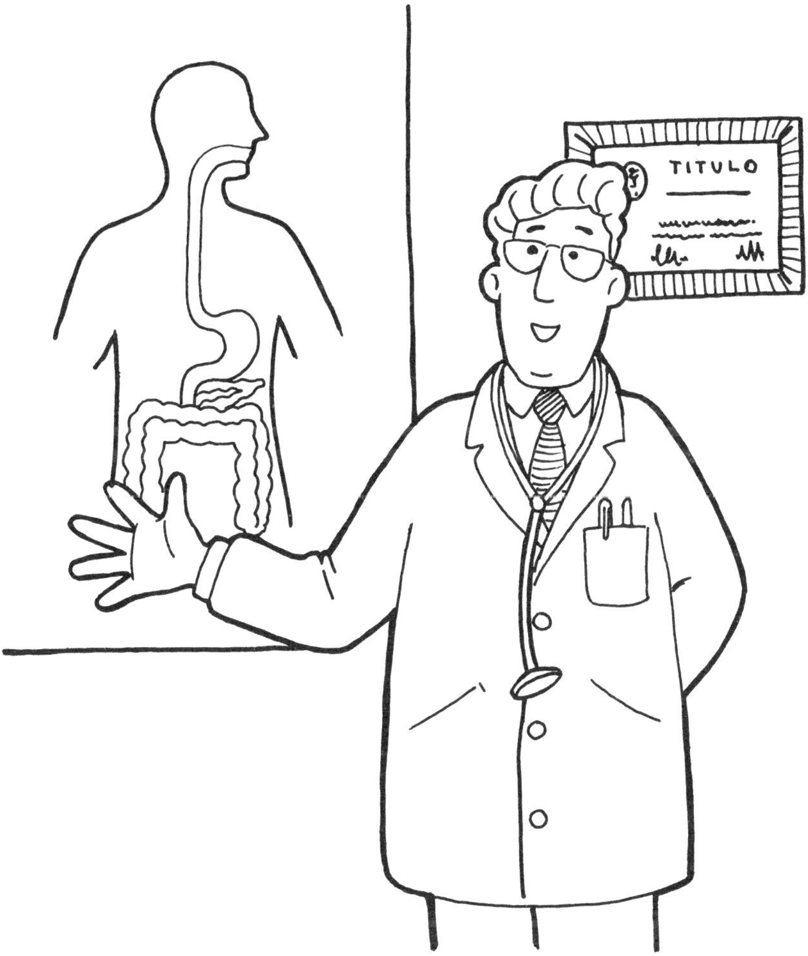

¿Qué es la diabetes y cuáles son sus síntomas?

La diabetes es una enfermedad que se caracteriza por tener altos niveles de glucosa (azúcar) en la sangre que las células del cuerpo no pueden utilizar, porque la hormona insulina no está funcionando adecuadamente. Los síntomas y alteraciones más comunes en el diabético son: aumento de la sensación de sed (polidipsia), aumento del apetito (polifagia), orinar con mucha frecuencia (poliuria), cansancio, mal humor, contraer frecuentemente padecimientos infecciosos, aumentar de peso (en la diabetes tipo II) o disminuir de peso (en la diabetes tipo I).

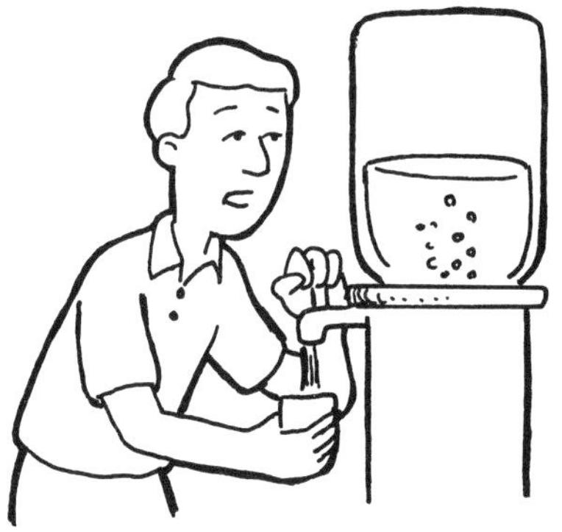

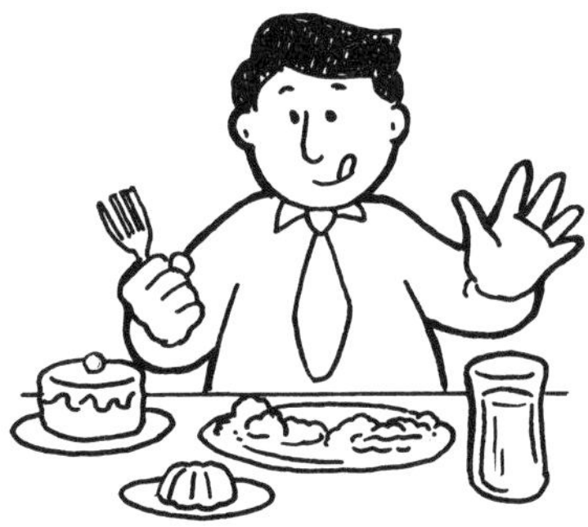

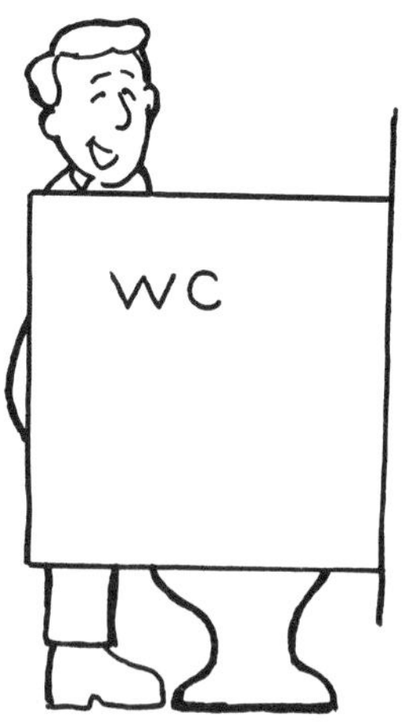

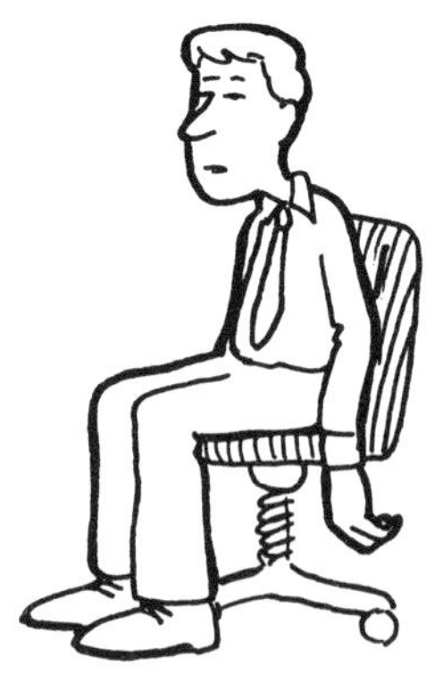

¿Cuántos tipos de diabetes hay?

Según el origen de la enfermedad, la Organización Mundial de la Salud (OMS) agrupa a la Diabetes *mellitus* en cinco tipos:

1. Diabetes *mellitus* dependiente de insulina o tipo I.
2. Diabetes *mellitus* no dependiente de insulina o tipo II.
3. Diabetes *mellitus* relacionada con malnutrición.
4. Diabetes asociada con otras situaciones o síndromes: enfermedad pancreática, enfermedad de etiología hormonal, inducida por sustancias químicas o fármacos, anormalidades de la molécula de insulina o sus receptores, y ciertos síndromes genéricos.
5. Diabetes *mellitus* gestacional.

Los tipos de diabetes más comunes son el tipo I y II.

La Diabetes *mellitus* tipo II, o diabetes no dependiente de insulina, es la forma más frecuente de diabetes; aparece en la edad adulta y su origen no se conoce con exactitud. Frecuentemente se le relaciona con la obesidad y los antecedentes hereditarios, es decir, si una persona padece obesidad y tiene algún familiar diabético, lo más probable es que esa persona (incluyendo a su descendencia) tenga predisposición a padecer diabetes. Sin embargo, este riesgo se puede disminuir tomando las medidas dietéticas necesarias para reducir de peso corporal.

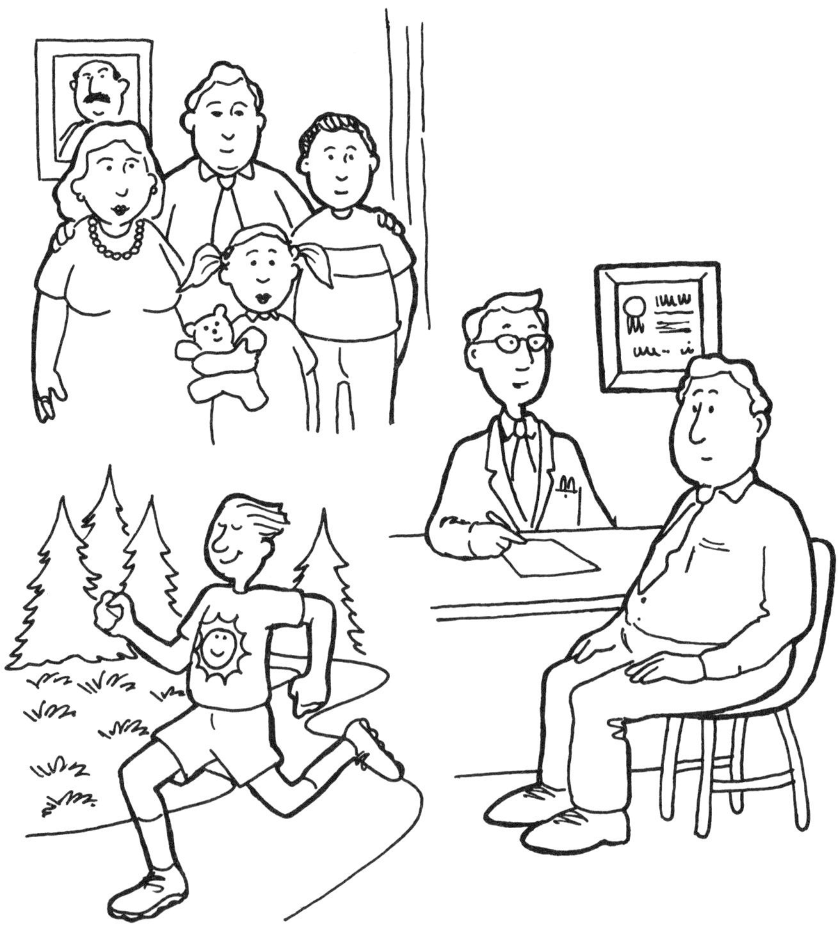

La Diabetes *mellitus* insulino-dependiente, o tipo I, es la más frecuente en los niños o adolescentes, y se le relaciona con factores hereditarios (familiares o padres diabéticos). Aparece debido a un defecto de las células del páncreas que les impide la adecuada producción de insulina; por lo tanto, las personas que padecen este tipo de diabetes necesitan inyecciones diarias de insulina.

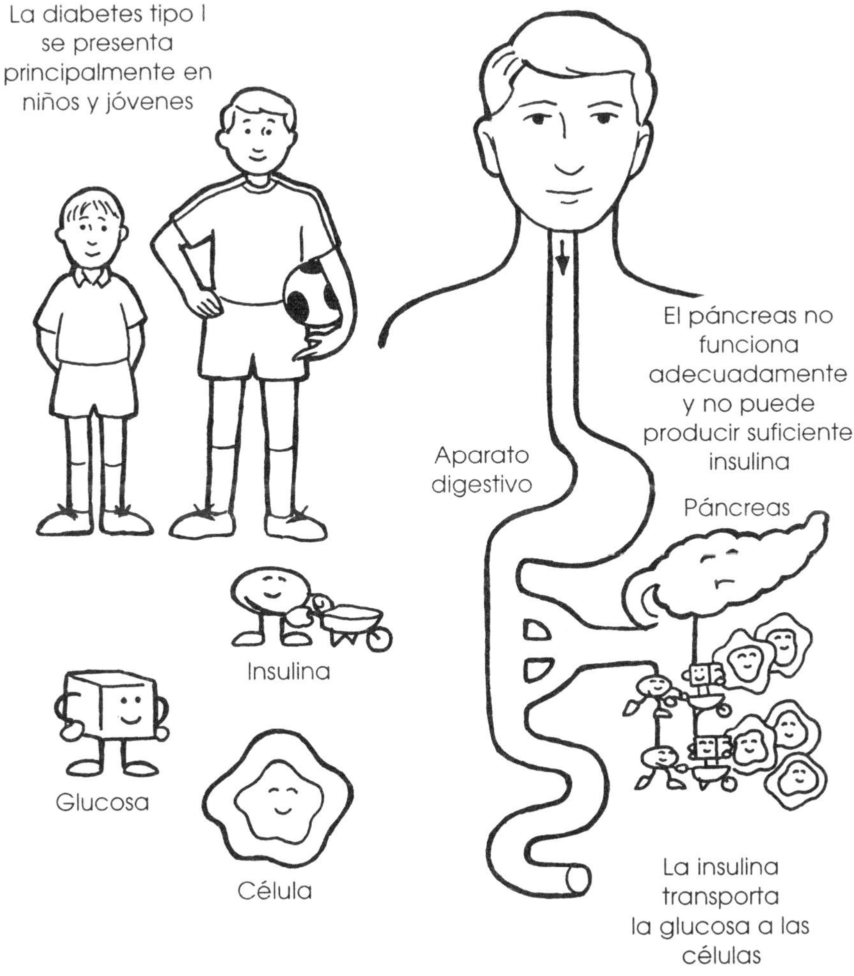

¿Por qué padecemos diabetes?

Las personas con familiares diabéticos tienen mayor probabilidad de padecer diabetes que aquellas que no los tienen; sin embargo, no es la herencia la única causa que da origen al padecimiento. Las personas que padecen diabetes, además de tener antecedentes familiares, generalmente están mal alimentadas, sobre todo en las grandes ciudades, donde además viven bajo tensión emocional.

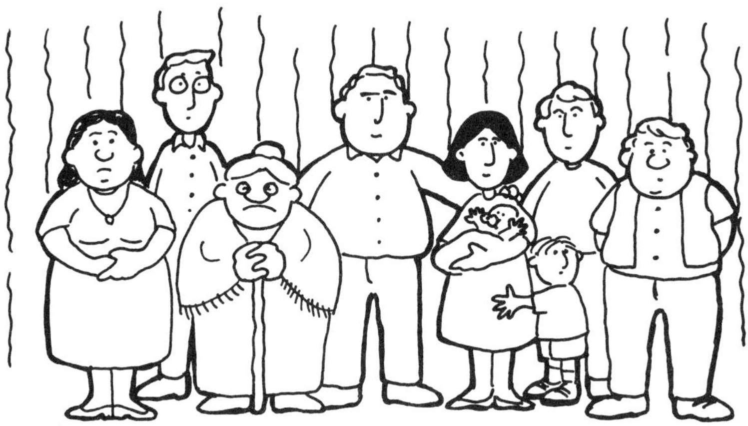

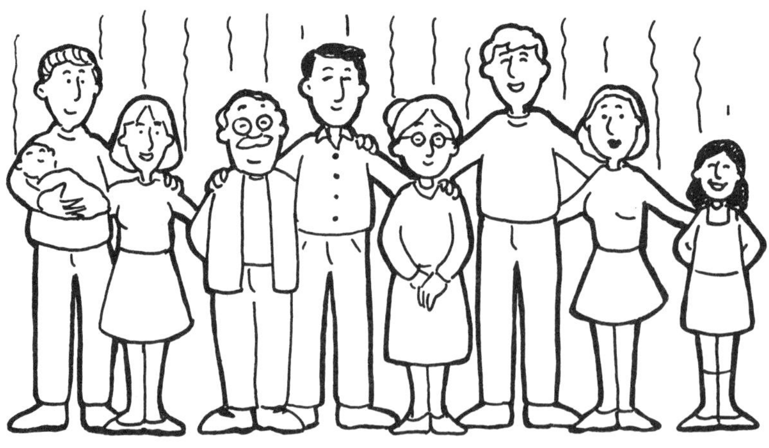

Por tensión y emociones fuertes

La tensión continua y el exceso de trabajo son factores que pueden influir positivamente en el desarrollo de la diabetes. Un sólo factor no siempre es suficiente para que esto ocurra, pero una persona con antecedentes hereditarios, obesidad y que lleva una vida muy agitada es más probable que presente los síntomas de la diabetes.

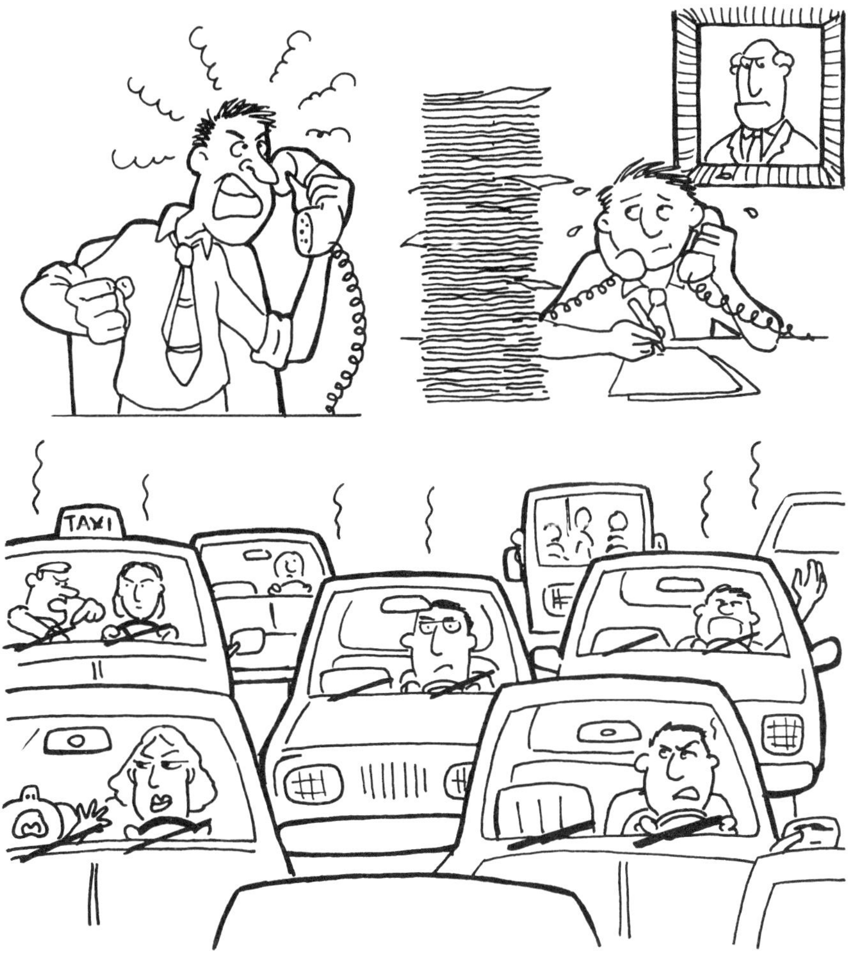

Por enfermedades infecciosas

En ciertos casos, los virus que provocan las enfermedades infecciosas como son hepatitis, rubéola, paperas y algunas infecciones respiratorias invaden al páncreas y lo dañan, generando insuficiencia en la producción de insulina y en la cantidad necesaria para el buen funcionamiento del organismo.

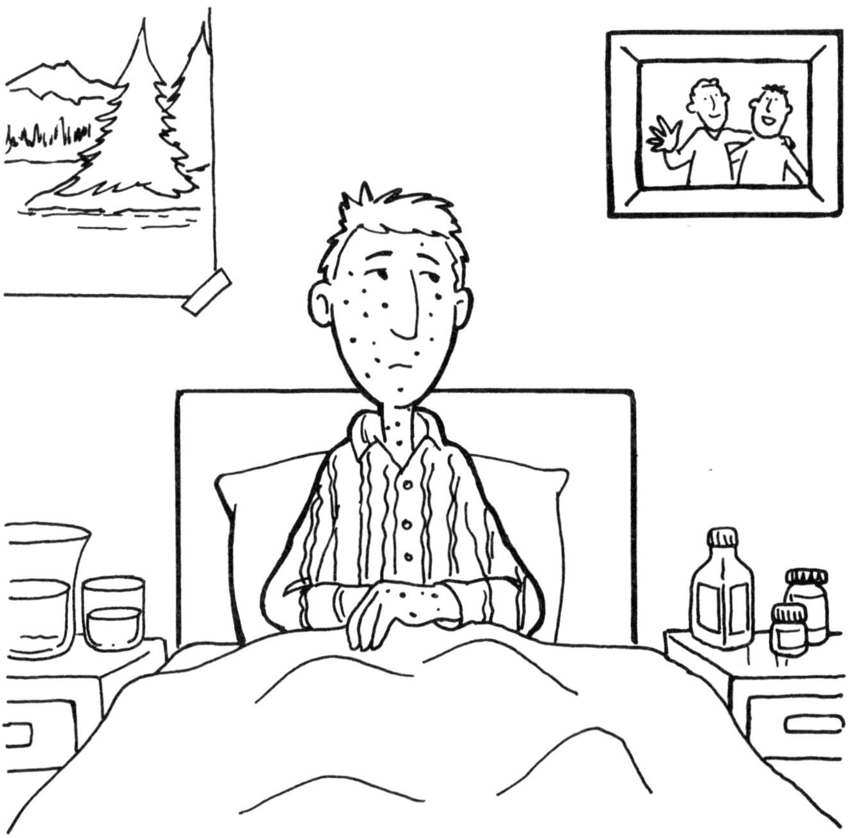

Durante el embarazo

La diabetes gestacional aparece durante el séptimo mes del embarazo y termina con el parto. El 2% de las mujeres embarazadas la presenta de manera temporal y un poco menos de la mitad tiene la posibilidad de desarrollar Diabetes *mellitus* de manera permanente. Existen condiciones de riesgo como obesidad (un sobrepeso mayor a 12 kg), abortos espontáneos, antecedentes de diabetes gestacional y glucemia mayor de 105 mg/100 ml. En la actualidad se recomienda que toda mujer embarazada se someta a pruebas diagnósticas entre las semanas 24 a 28 de gestación para descartar la posibilidad de padecer diabetes.

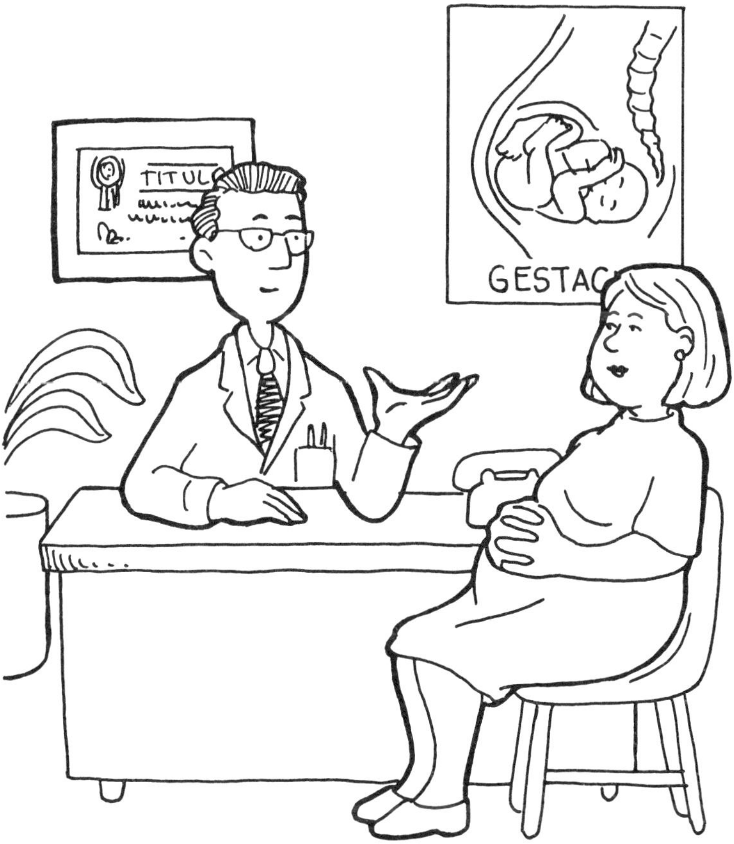

¿Cuáles pueden ser las consecuencias de la diabetes?

La diabetes es una enfermedad que con el tiempo tiene como consecuencia otros padecimientos, entre ellos: disminución de la visión, neuropatías caracterizadas por pérdida de la sensibilidad en la piel, calambres, disminución de la fuerza muscular, úlceras en los pies y en las piernas debido a la falta de circulación sanguínea y al aumento del peso corporal. La persona diabética es más propensa a adquirir infecciones, sobre todo en las vías urinarias o en las heridas, ya que su cicatrización es más lenta.

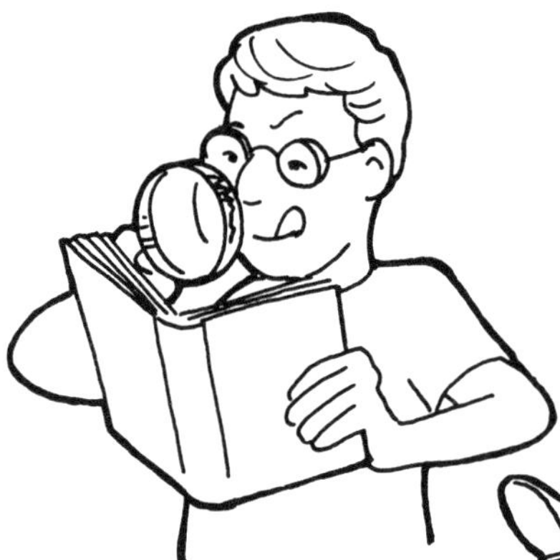

Disminución de la visión

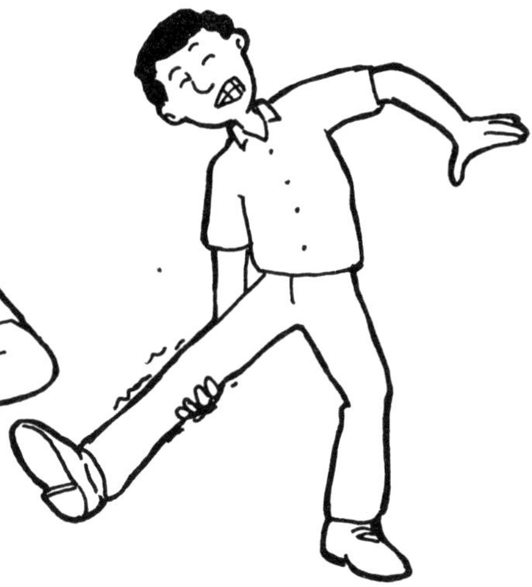

Calambres

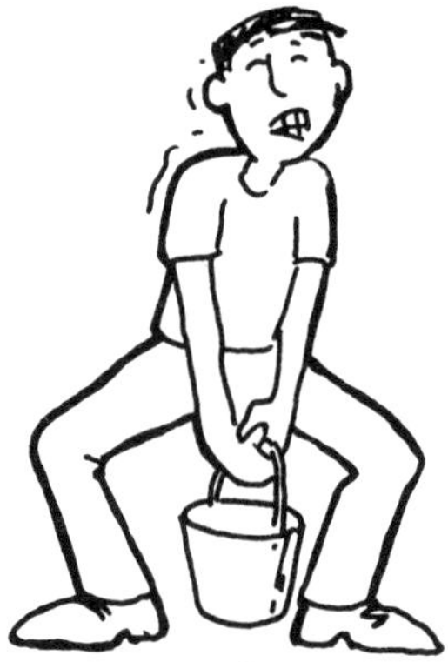

Disminución de la fuerza muscular

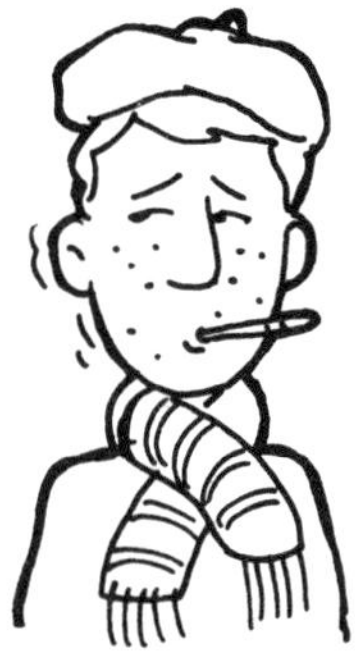

Enfermedades infecciosas frecuentes

Los menores que padecen diabetes presentan disminución en el crecimiento y desarrollo en general; y, sobre todo una marcada disminución de peso. Cuando existe una atención oportuna y un control adecuado de la enfermedad, los niños no tienen ninguna dificultad para crecer y desarrollarse adecuadamente. Sin embargo, cuando no son atendidos de manera apropiada y los niveles de glucosa en sangre son mayores a 250-300 mg/dl, este descontrol puede desencadenar una serie de complicaciones hasta llegar a presentarse un coma diabético e incluso la muerte.

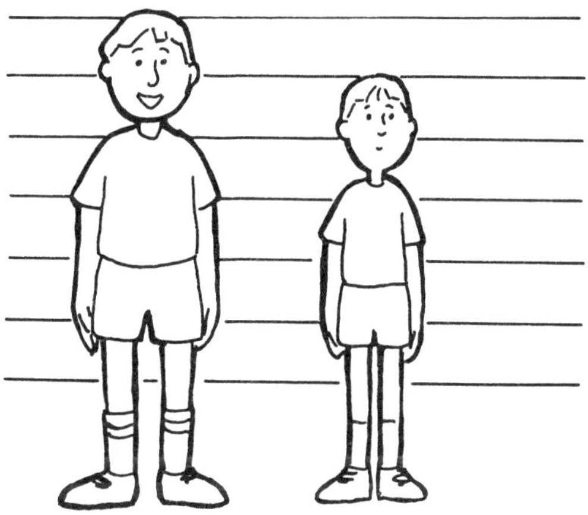

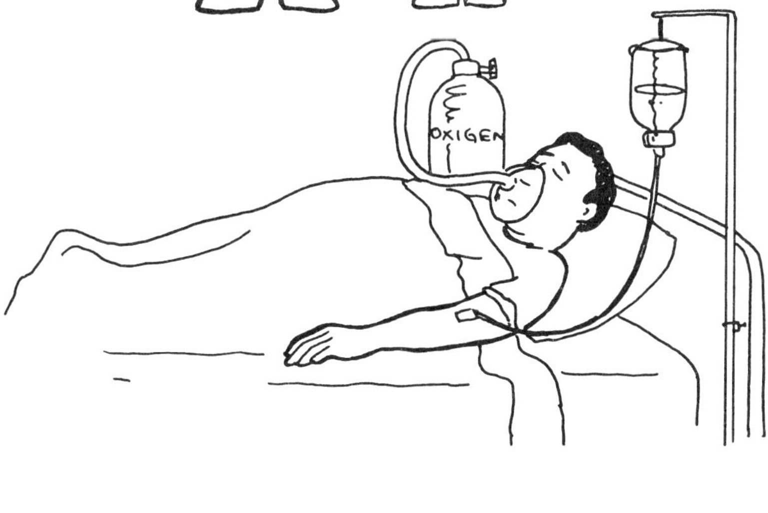

¿Cómo sé que tengo diabetes?

Si usted presenta algunos de los síntomas que hemos mencionado, padece obesidad y tiene algún familiar con diabetes, lo más recomendable es que acuda a consulta con su médico y nutriólogo para que valoren su estado de salud y le orienten respecto al tratamiento que debe seguir para disminuir de peso y llevar una dieta adecuada.

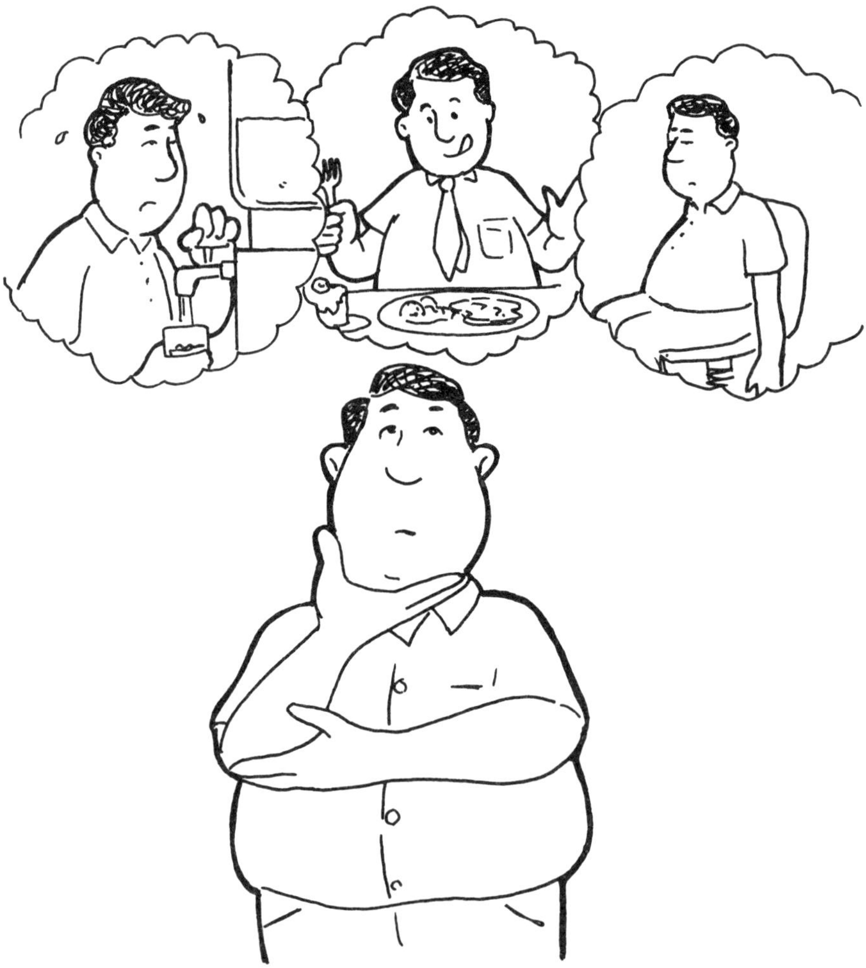

¿Qué métodos son utilizados para diagnosticar la diabetes?

Para saber con certeza si padece diabetes, el médico le pedirá que se haga algunos exámenes de laboratorio. Los más comunes son: *1*. Determinación de los niveles de glucosa en sangre en ayunas o dos horas después de haber ingerido alimentos; *2*. Determinación de la presencia de glucosa en la orina, y *3*. Curva de la tolerancia oral a la glucosa.

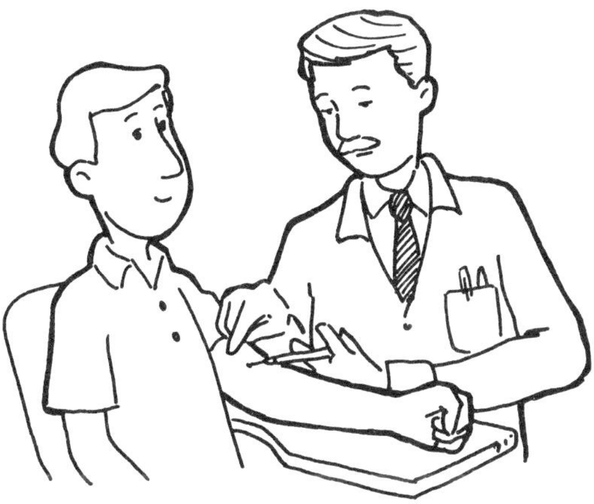

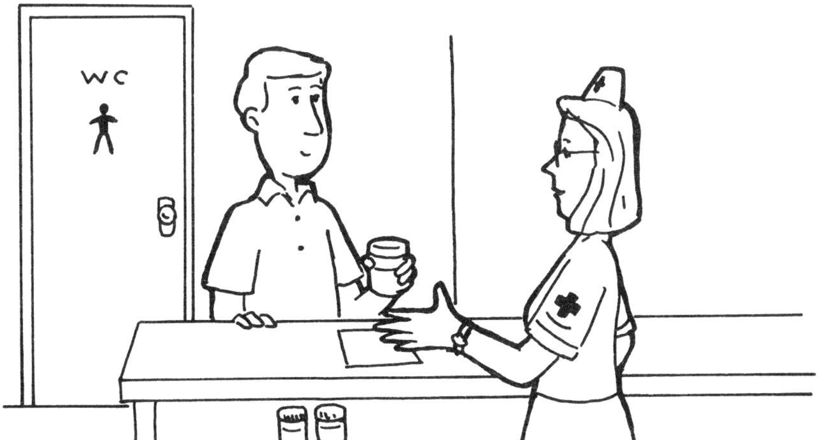

¿En qué consiste la curva de tolerancia a la glucosa?

En esta prueba el paciente se somete a la administración oral de glucosa y se observa, durante las siguientes dos horas, la evolución de los niveles de la glucosa en la sangre (glucemia) mediante muestras de sangre tomadas del brazo cada 30 minutos.

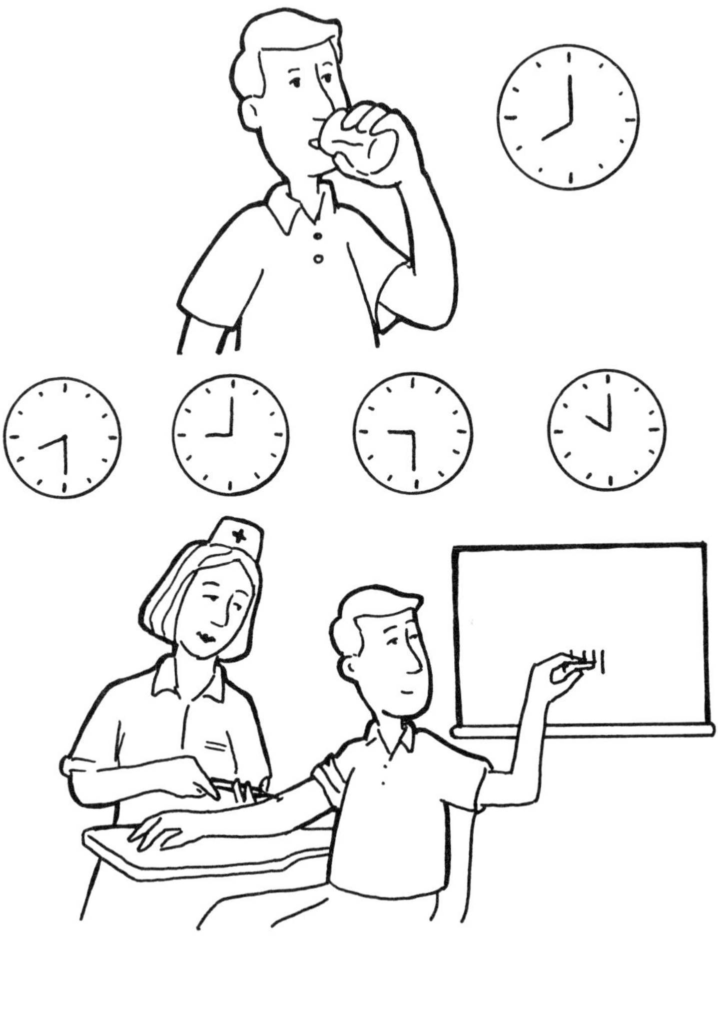

Después de haber obtenido los resultados de los análisis, deberá acudir a su médico para la interpretación de los mismos. Se considera que dos determinaciones de glucosa en sangre (glucemia) en ayunas, que reporten cifras mayores a 140 mg/100 ml sugieren un diagnóstico de Diabetes *mellitus*. La determinación de glucemia dos horas después de haber ingerido alimentos que reporte cifras mayores a 200 mg/100 ml es otro dato que corrobora el diagnóstico del padecimiento.

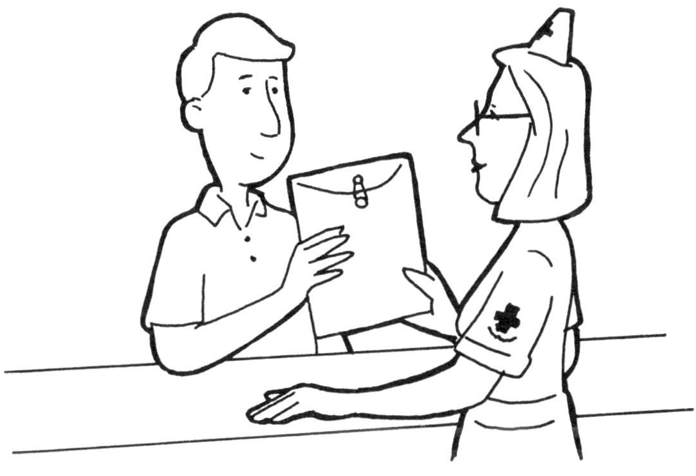

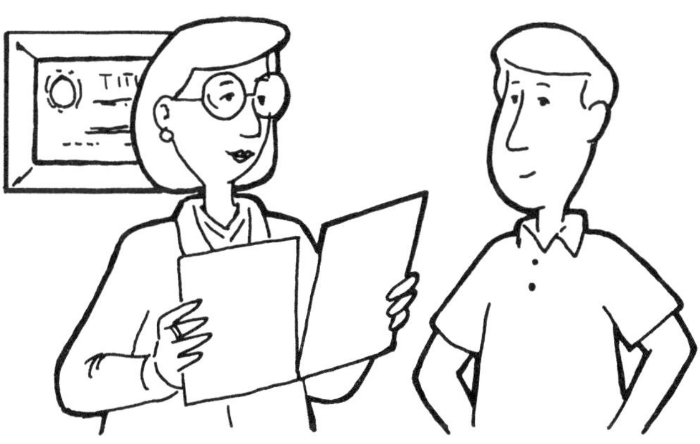

Capítulo 2

Tratamiento y control de la diabetes

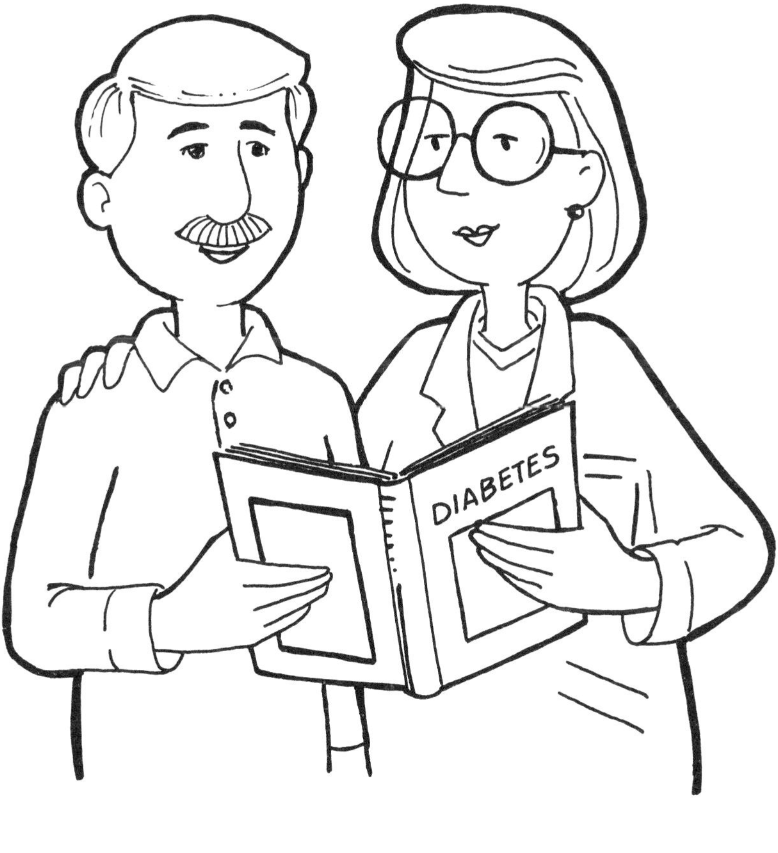

¿Cuál es tratamiento que debe llevar una persona que padece diabetes?

La meta principal del tratamiento de la diabetes es mantener la cantidad de glucosa en sangre lo más cerca a las cifras normales; de esta forma se considera que se puede prevenir o retardar la aparición de síntomas y complicaciones de la enfermedad. El tratamiento a seguir debe ser adecuado al tipo de diabetes que se padezca. El ejercicio, la educación y la orientación al paciente diabético, así como la realización periódica de pruebas de laboratorio son elementos que conforman el tratamiento integral del paciente diabético.

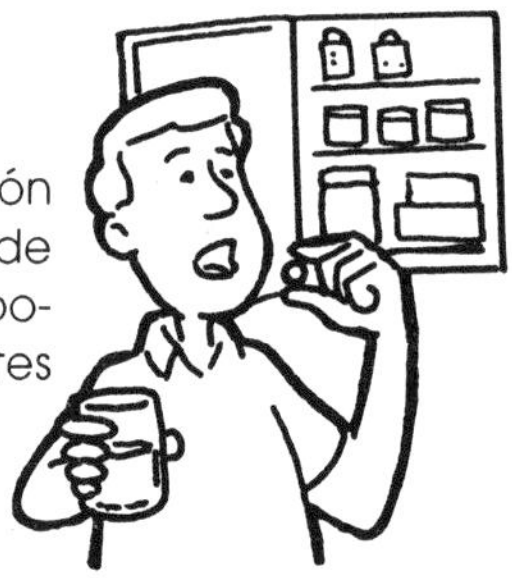
Administración oral de hipoglucemiantes

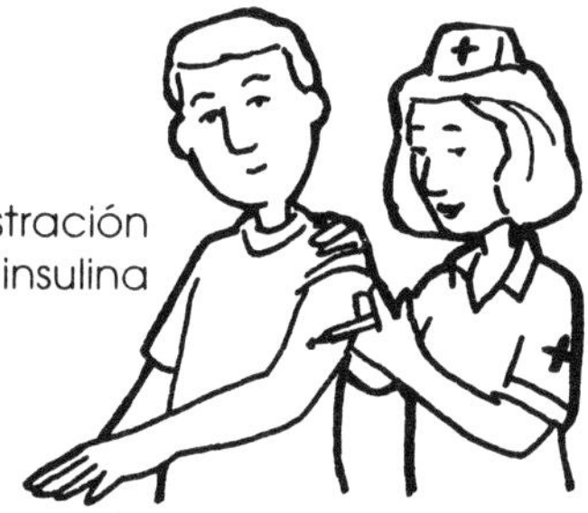
Administración de insulina

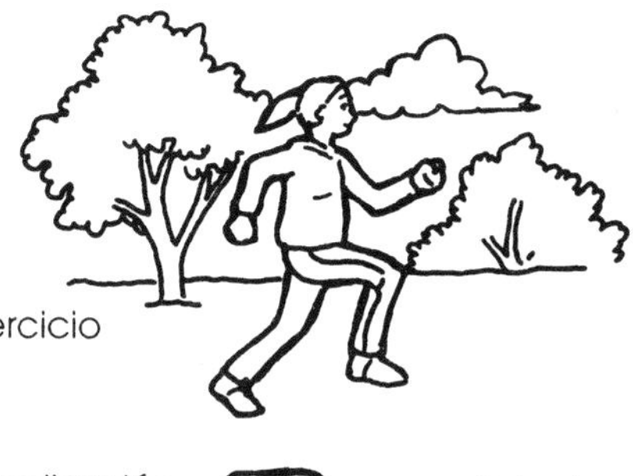
Ejercicio

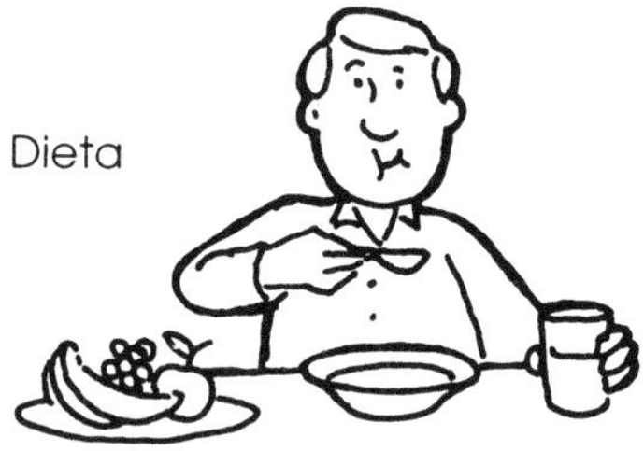
Dieta

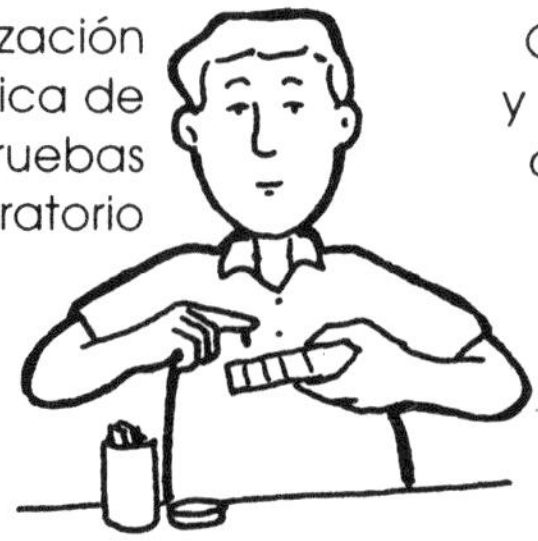
Realización periódica de pruebas de laboratorio

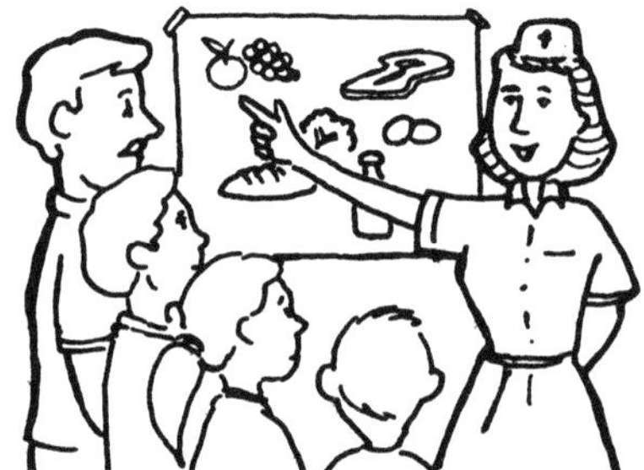
Orientación y educación al paciente diabético

El paciente diabético debe informarse acerca de su padecimiento y del tratamiento integral que debe seguir, ya que está en sus manos la responsabilidad diaria de controlar y observar la evolución de su padecimiento para así poder llevar una vida normal y activa.

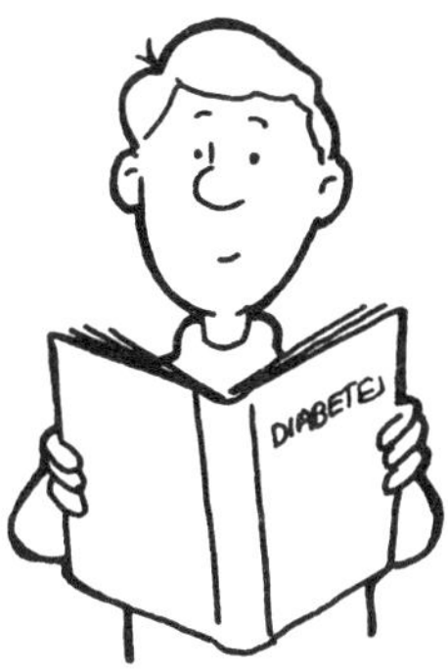

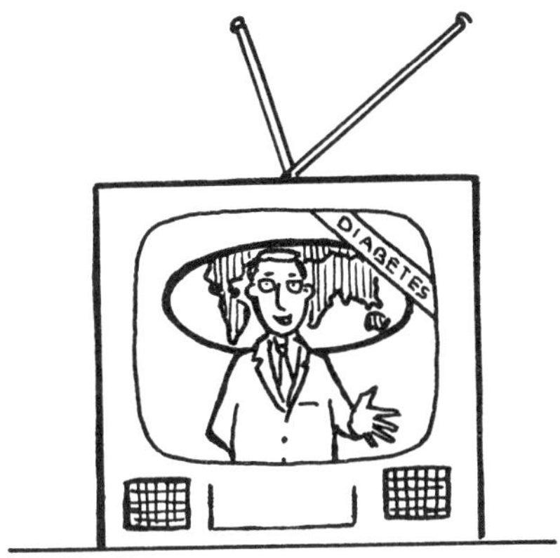

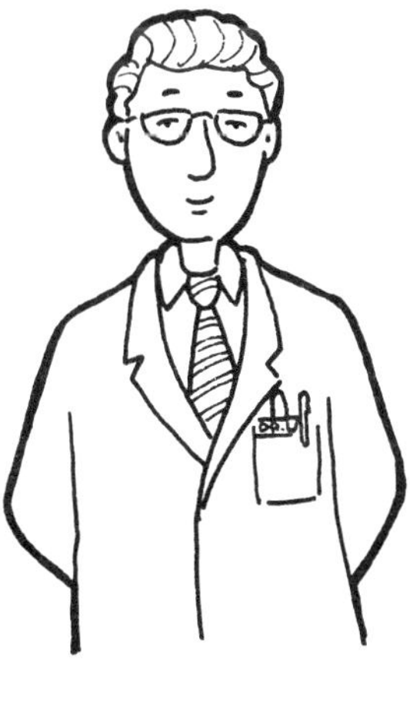

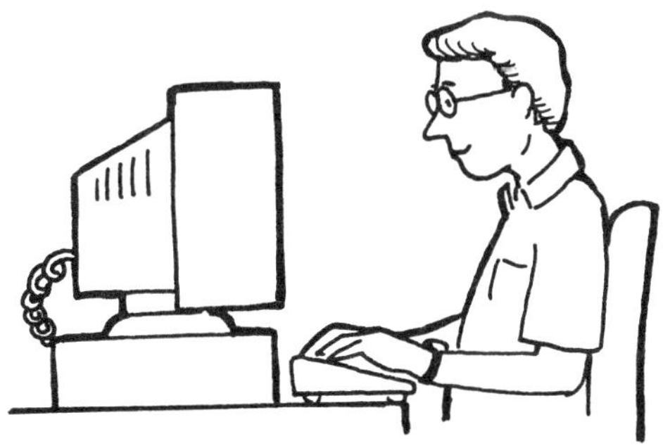

El ejercicio es muy importante en el tratamiento del paciente diabético, ya que ayuda a disminuir la cantidad de glucosa en la sangre, a mantener el peso corporal adecuado y a reducir las demandas diarias de insulina. En muchos casos, con sólo bajar de peso disminuyen los síntomas de la diabetes y mejora la salud del paciente.

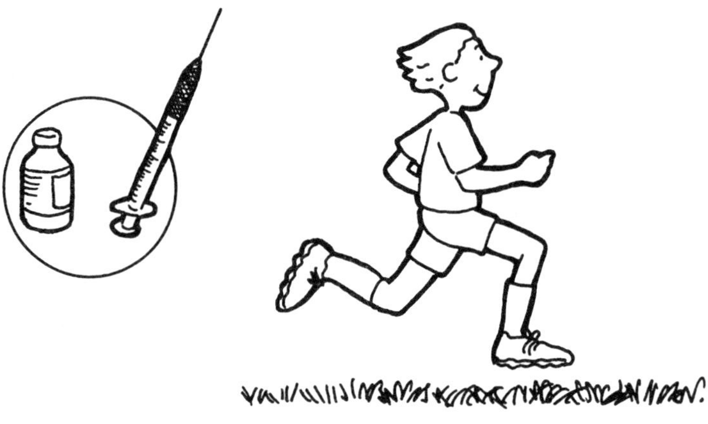

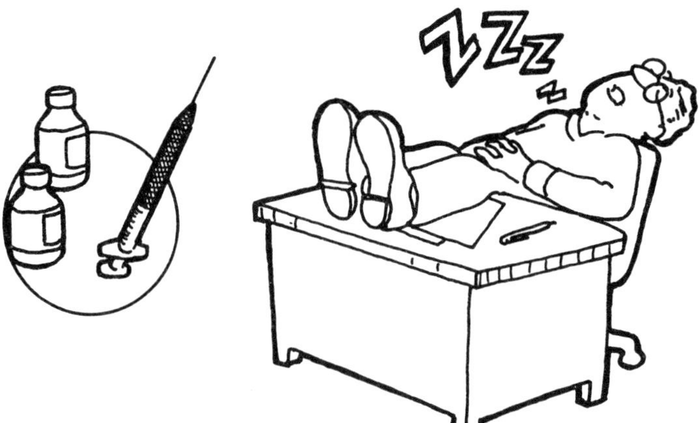

Uno de los recursos que ayuda a saber con certeza si el tratamiento está teniendo buenos resultados es la medición periódica de la glucosa en la sangre y en la orina. La cantidad de glucosa se puede determinar de dos formas: automedición casera, mediante tiras reactivas, y la realización de pruebas en laboratorios de análisis clínicos. Ambos métodos permiten conocer si la cantidad de glucosa está dentro o cerca de los límites normales. Las determinaciones periódicas permiten hacer cambios en la dieta y en la cantidad de medicamento (insulina o pastillas hipoglucemiantes).

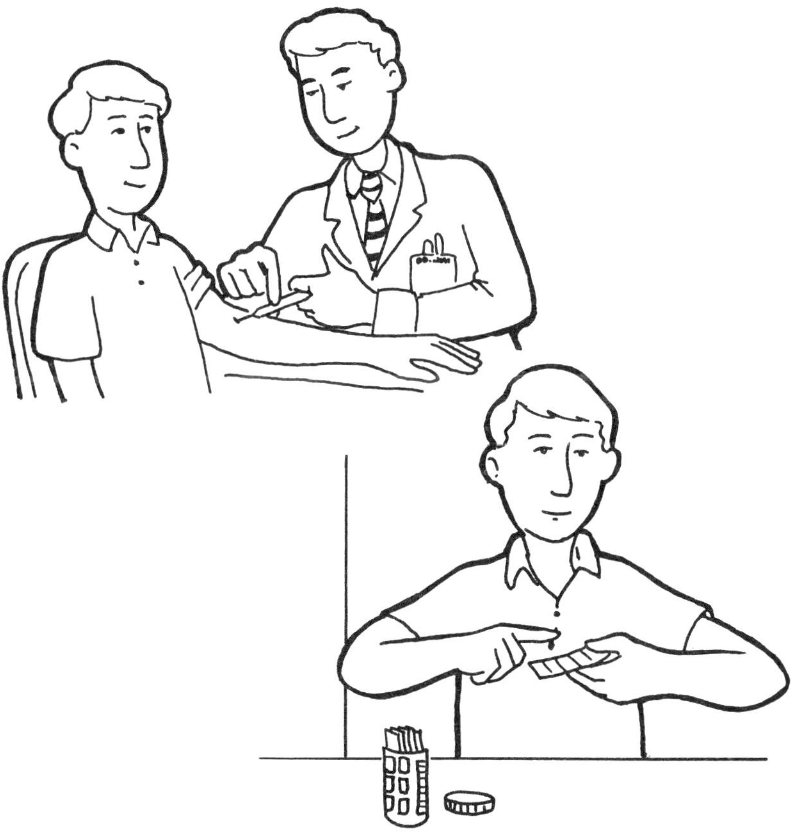

Automedición de la glucosa

La medición casera de la glucosa (autocontrol) proporciona información sobre el control o descontrol en los niveles de glucosa en la sangre, es decir, los cambios en los niveles de glucosa durante el día en relación con las comidas, el ejercicio y las alteraciones emocionales (estrés).

El autocontrol de la glucosa permite al paciente diabético ajustar las dosis de insulina (una o más aplicaciones de insulina al día), modificar su alimentación (tolerancia de algunos alimentos de acuerdo con el índice glucémico) y regular el ejercicio físico, con el fin de mantener los niveles de glucosa dentro de los límites normales y de esta manera evitar futuros síntomas y complicaciones. Otra ventaja es que el paciente aprende a tener un mejor control y manejo de la diabetes, corrigiendo conceptos erróneos y mejorando así su estado de salud.

(1)

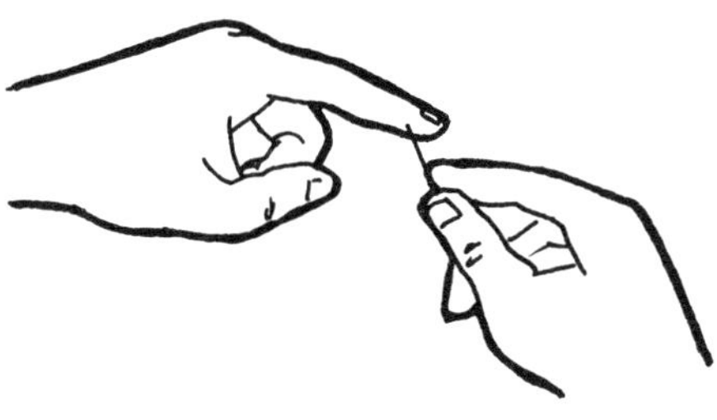

Deberá hacerse la prueba en ayunas o dos horas después de haber comido.
Haga una punción en la yema del dedo.

(2)

Después, coloque la gota de sangre en la tira reactiva.

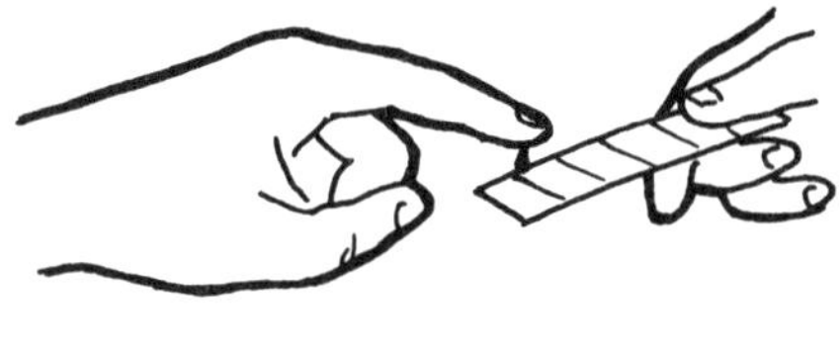

③

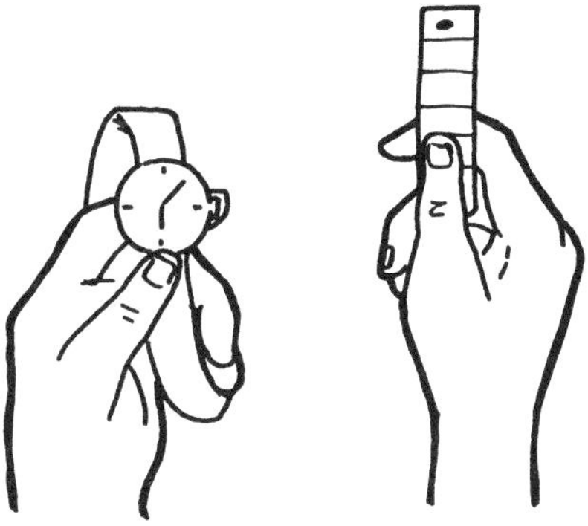

Espere 50 segundos.

④

Lave bajo el chorro de agua la tira y seque el exceso de agua.

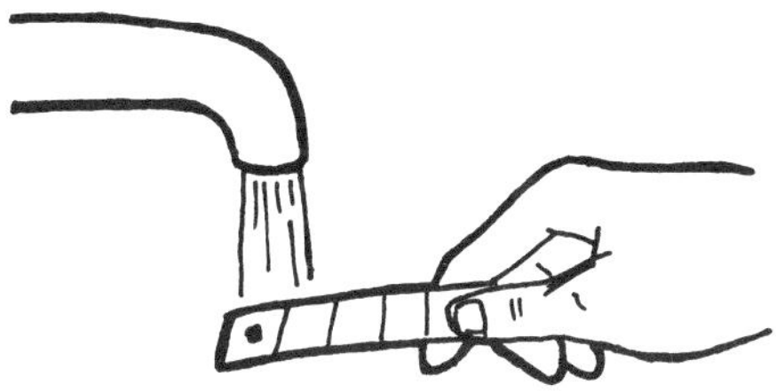

⑤

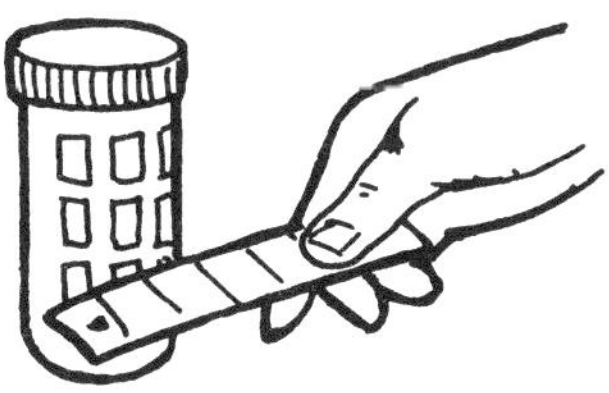

⑥

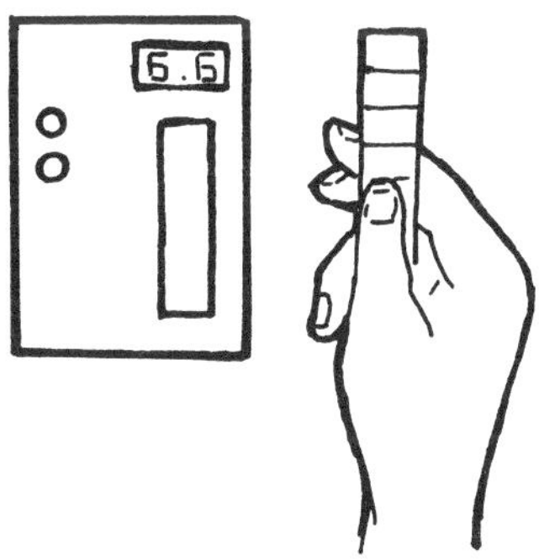

Compare los colores resultantes de la tira con los que se muestran en el frasco o introduzca la tira directamente en el glucómetro después de la punción y espere el resultado.

¿Qué es la insulina?

La insulina es una hormona producida por el páncreas, órgano que está situado en el abdomen, detrás del estómago. La insulina desempeña varias funciones en el organismo, algunas de ellas son: disminuye la glucosa sanguínea al permitir el aprovechamiento de los hidratos de carbono (carbohidratos) por todas las células del organismo y también participa en la elaboración y el aprovechamiento de las proteínas y los lípidos (grasas). Las personas diabéticas del tipo I no producen o producen poca cantidad de insulina, por lo que requieren inyecciones diarias de esta hormona.

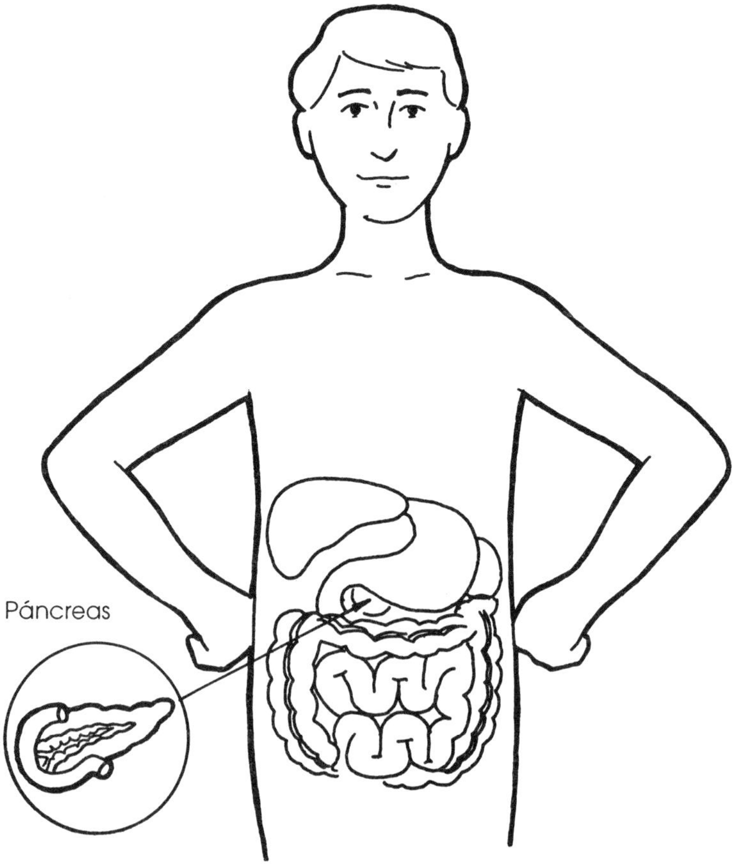

¿De dónde provienen las inyecciones de insulina?

La característica principal de la diabetes tipo I es la falta de producción de insulina por el páncreas; por lo tanto, este tipo de pacientes requieren de la administración diaria de insulina para que el organismo funcione adecuadamente. Existen varios tipos de insulina externa: la insulina porcina, bovina y humana, que se elaboran químicamente en los laboratorios de las industrias farmacéuticas y se expenden en las farmacias.

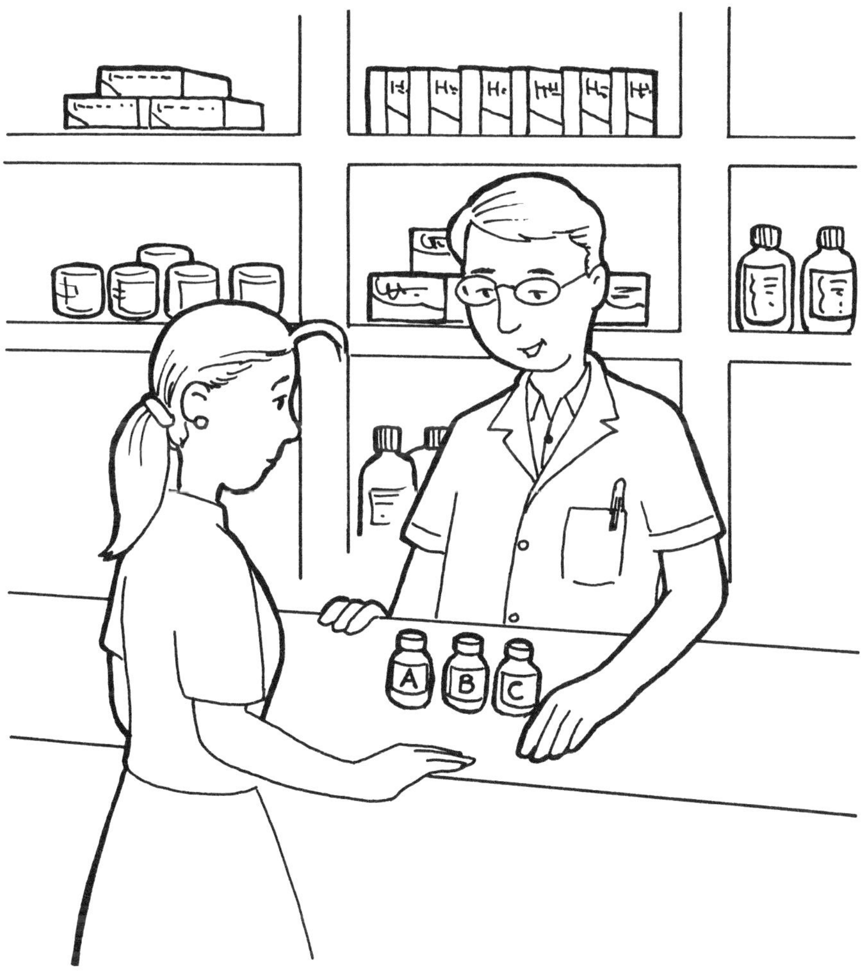

¿En qué partes del cuerpo puede inyectarse la insulina?

Existen diferentes partes del cuerpo en donde debe inyectarse la insulina: *1*. Pared del abdomen, *2*. Región media del brazo, *3*. Muslo y *4*. Glúteos. Las áreas más recomendables son la pared del abdomen y el brazo. Generalmente las inyecciones se administran por vía subcutánea o intramuscular.

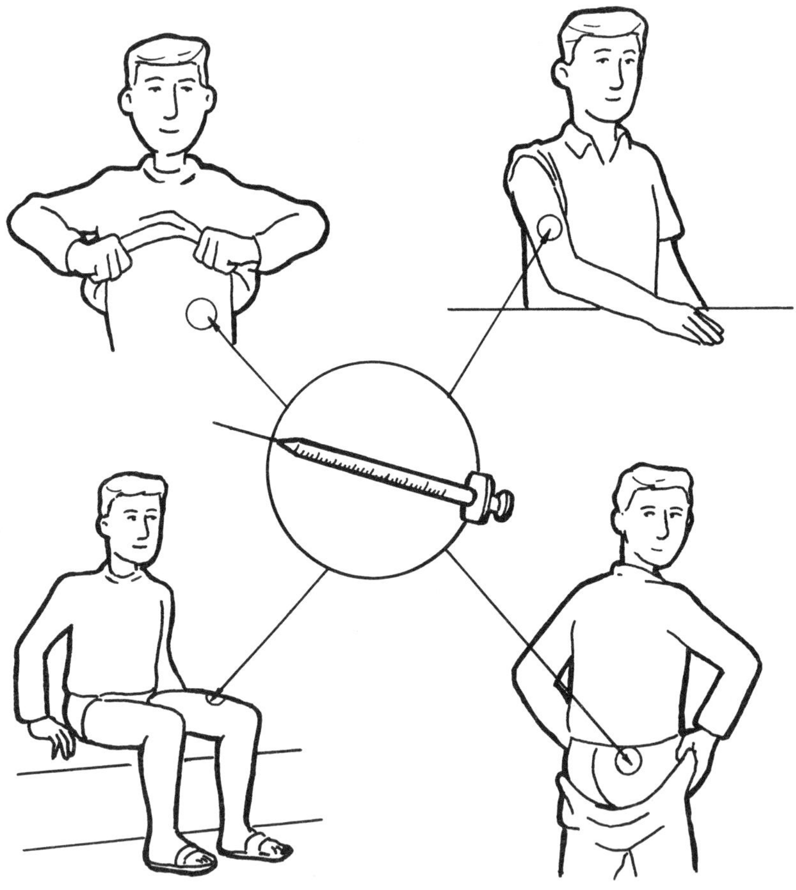

Técnica para preparar y aplicar la inyección de insulina

1. Lávese las manos con agua y jabón.
2. Tome el frasco de insulina con ambas manos y gire suavemente para mezclar su contenido.
3. Limpie la tapa del frasco de insulina con un algodón mojado en alcohol.
4. a) Jale el émbolo de la jeringa hasta la raya que marque la cantidad que va a aplicar, b) Inyecte el aire de la jeringa al frasco para permitir que la insulina salga más fácilmente y c) Saque la insulina manteniendo el fondo del frasco hacia arriba para evitar la formación de burbujas en la jeringa.

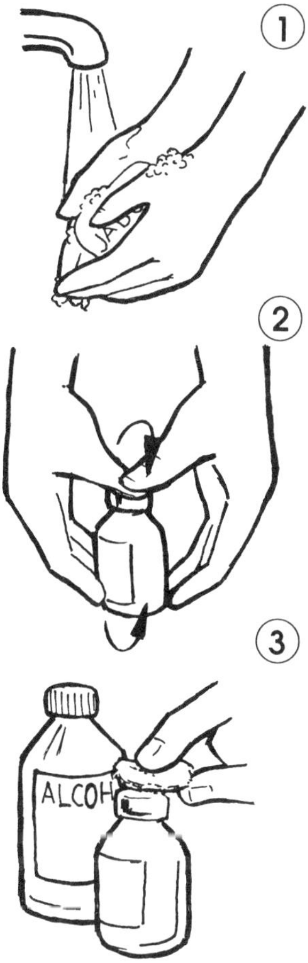

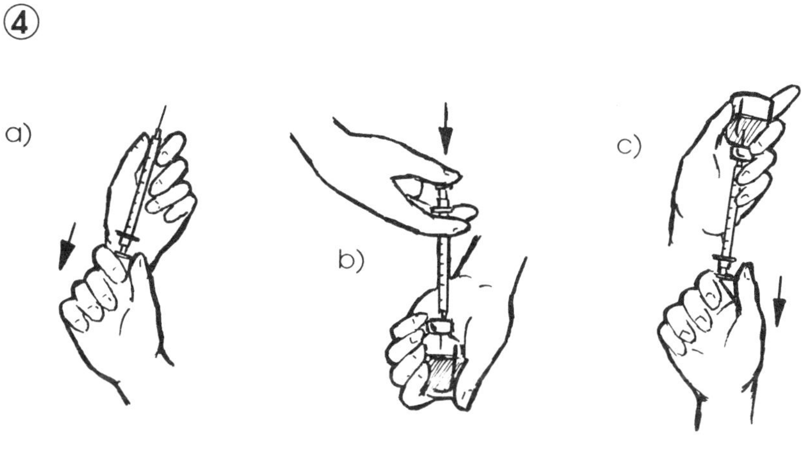

5. Es recomendable no limpiar la aguja de la jeringa con algodón mojado en alcohol, ya que se contamina y además, al momento de la aplicación, provoca ardor.

(5)

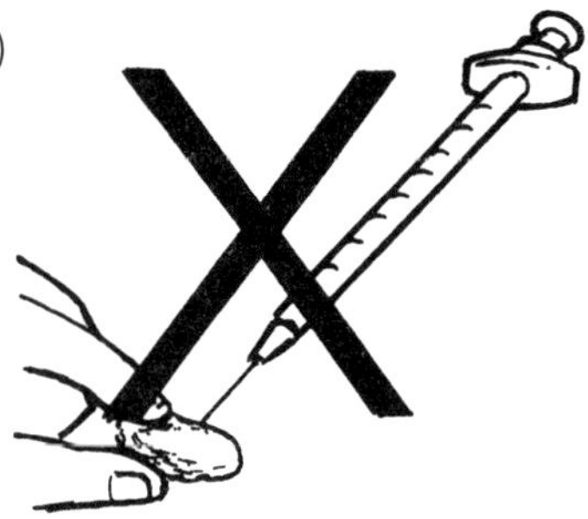

6. Una vez que seleccionó el sitio en donde se va a inyectar, limpie la zona con algodón y alcohol; deberá tomar la piel entre el pulgar y el índice de la mano, simulando un pellizco. Recuerde que la inyección es subcutánea, no debe tocar el músculo. Antes de aplicar la inyección puede ensayar la técnica.

   Sostenga la jeringa como si tomara un lápiz (con la punta de los dedos índice, medio y pulgar), incline ligeramente en un ángulo de 45 grados e introduzca rápidamente la aguja sin soltar el pellizco, que sostendrá con la otra mano.

   Ya introducida la aguja, jale el émbolo para asegurarse de que no ha pinchado algún vaso sanguíneo; si es así, saldrá sangre hacia la jeringa, entonces deberá sacar la aguja y elegir otra zona para inyectar.

(6)

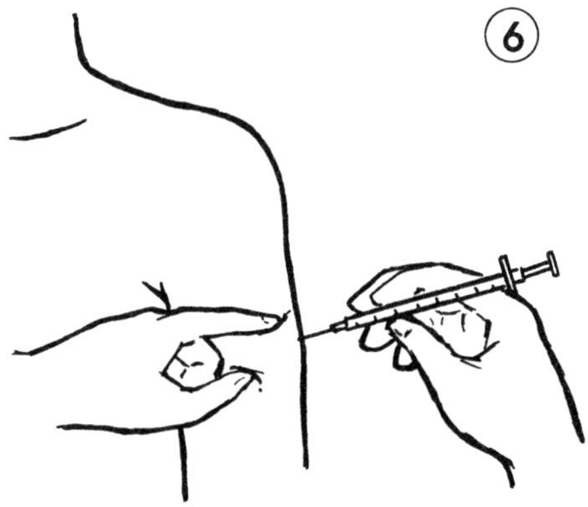

7. Si no hay sangre en la jeringa, empuje suavemente el émbolo hasta aplicar toda la insulina.

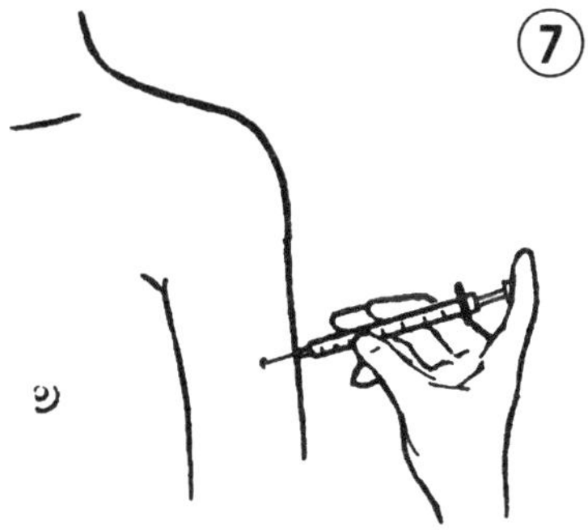

8. Tome una torunda de algodón con alcohol, coloque y presione un poco en el lugar donde se encuentra insertada la aguja, y retire la jeringa.

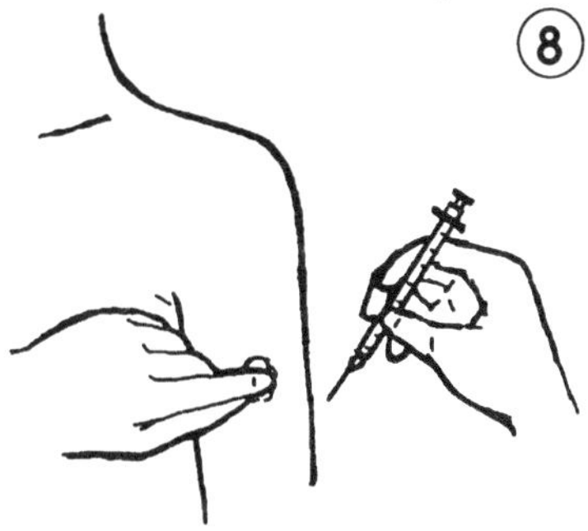

9. No es recomendable frotar, solamente limpie la zona y presione suavemente.

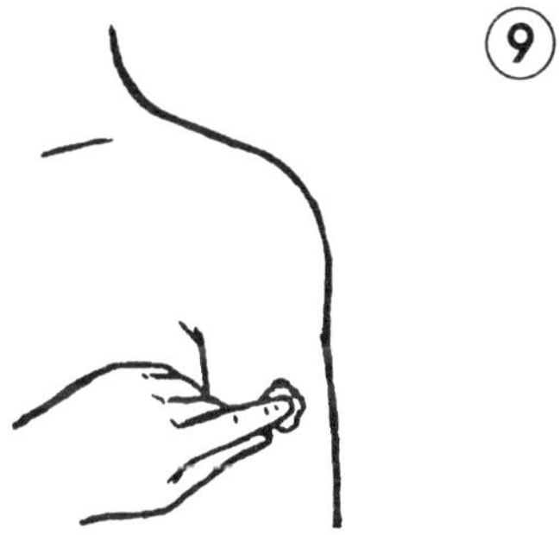

10. Deberá desechar la jeringa y el algodón que utilizó.

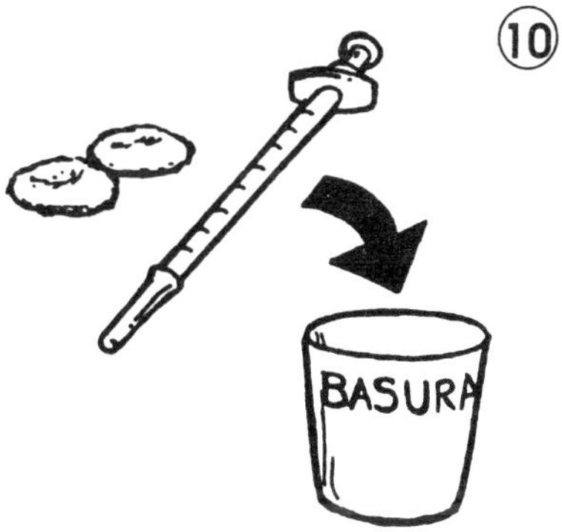

¿Qué cantidad de insulina debe inyectarse la persona diabética?

Existen diferentes tipos de insulina de acuerdo con el tiempo de acción o duración de su efecto. Sólo el médico puede decidir la cantidad y el tipo de insulina que cada paciente debe usar.

A continuación se describen algunos de los diferentes tratamientos con insulina que existen:

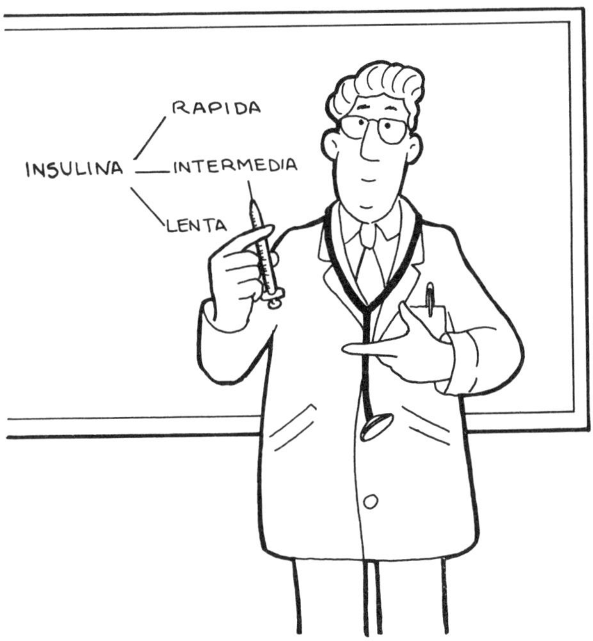

Preparación de los tipos de insulina más comunes

Preparación	*Inicio*	*Efecto máximo*	*Duración*
Acción rápida			
Regular	1/2-1 hr.	2-5 hrs.	6-8 hrs.
Acción intermedia			
NPH	1-1 1/2 hrs.	8-12 hrs.	24 hrs.
Lenta	1-2 1/2 hrs.	7-15 hrs.	24 hrs.
Acción prolongada			
Ultralenta	4-8 hrs.	10-30 hrs.	más de 36 hrs.

¿Las inyecciones de insulina pueden causar algún daño a la salud?

¡No! Existen muchos mitos acerca de la insulina, uno de los más comunes es que produce ceguera. Esto es totalmente falso. La ceguera observada en el diabético es resultado del descuido y del inadecuado tratamiento del paciente, no de la insulina. La insulina permite que el organismo utilice adecuadamente los nutrimentos provenientes de los alimentos. Los nutrimentos son sustancias que permiten un buen funcionamiento del cuerpo y además proporcionan energía. Los hidratos de carbono o carbohidratos, los lípidos o grasas y las proteínas son los nutrimentos que se encuentran presentes en los alimentos.

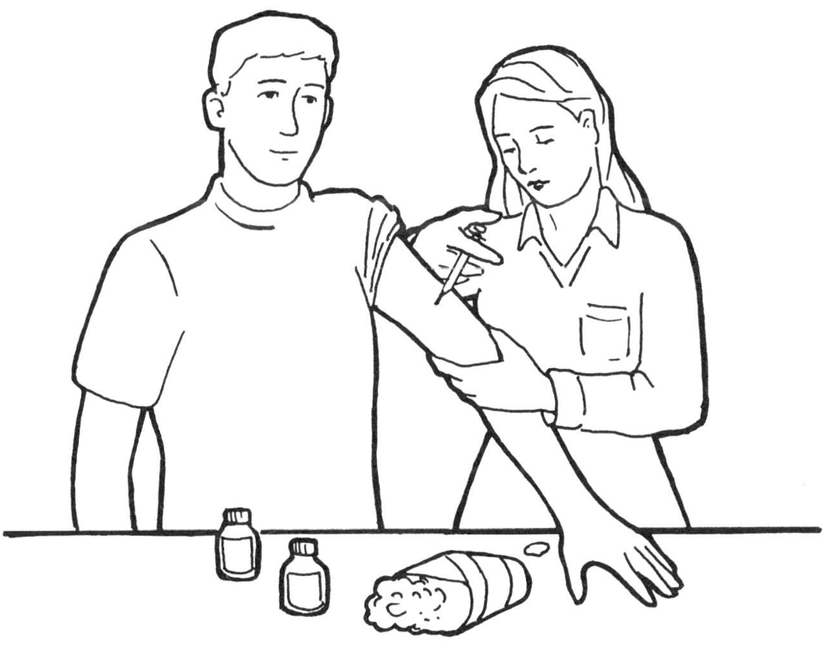

¿Qué es la hipoglucemia?

Es la disminución brusca en la cantidad de glucosa que se encuentra en la sangre. Las causas principales para que se produzca son: demasiada insulina, poco alimento, demasiado ejercicio y no comer a las horas adecuadas. Los síntomas son: sudor frío, dolor de cabeza, visión borrosa, hormigueo, sensación de hambre, temblor y cambios de personalidad. Si el paciente no recibe el tratamiento adecuado puede caer en estado de coma.

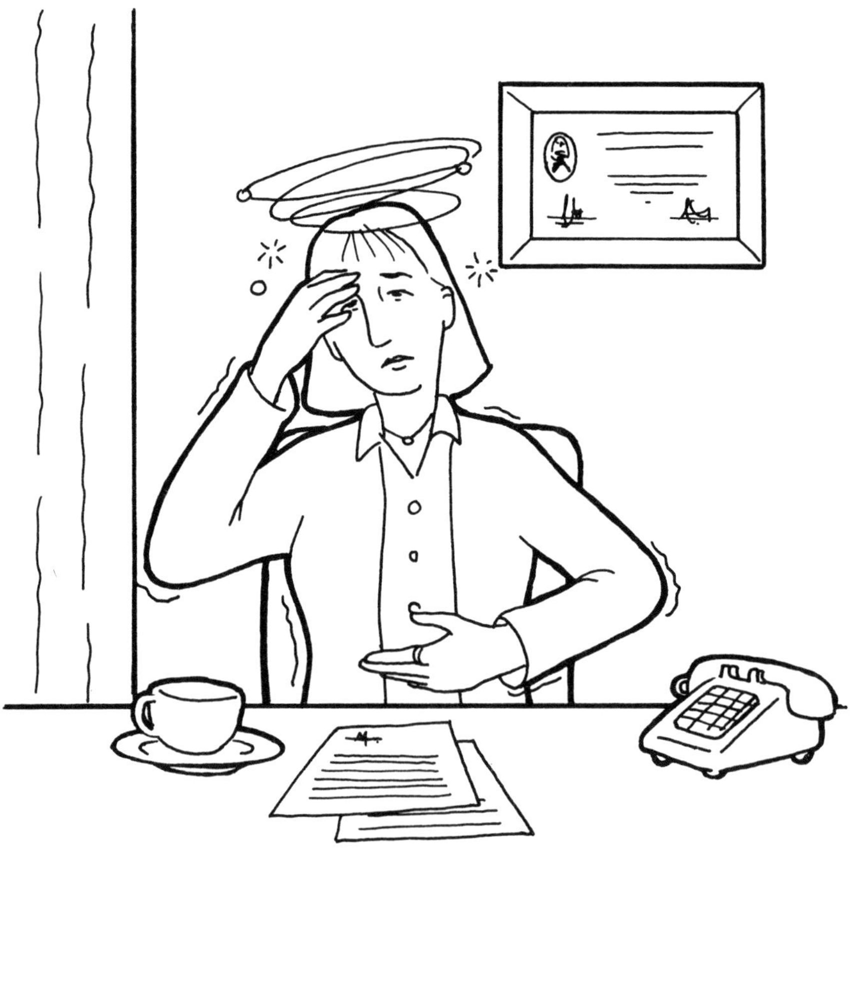

¿Qué hacer en caso de hipoglucemia?

Si presenta algunos de los síntomas antes mencionados, el tratamiento inmediato es consumir alimentos que contengan azúcares refinados o hidratos de carbono simples (de fácil digestión). Algunos productos que podemos utilizar en este tipo de emergencia son: jugo de fruta (1/2 taza), refresco (1/2 taza), dulces "salvavidas" (6 piezas), "gomitas" (6 piezas), miel de abeja o de maíz (1 cucharada), o azúcar (2 cucharaditas). Es importante utilizarlos únicamente cuando presente los síntomas antes mencionados.

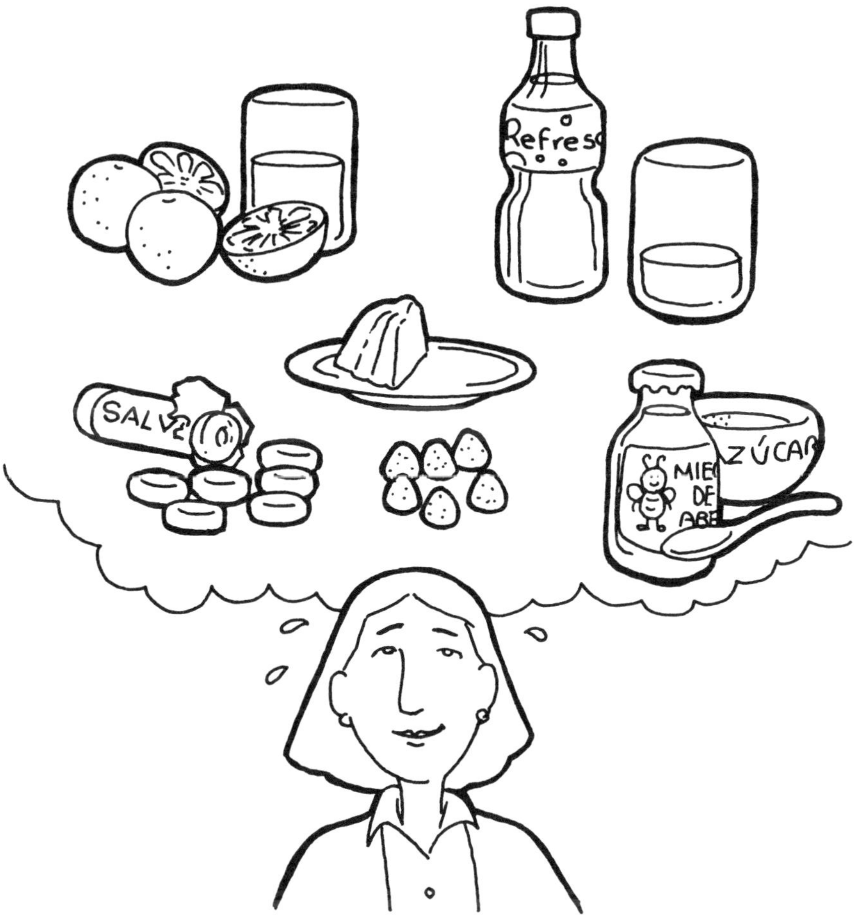

¿Qué es la hiperglucemia?

Es el aumento brusco en la cantidad de glucosa en la sangre y se manifiesta con dolor abdominal y vómito. Puede ser ocasionado por una insuficiente cantidad de insulina administrada, mala alimentación, infecciones, fiebre y tensión emocional. Si presenta alguno de estos síntomas, evite el consumo de alimentos que contengan hidratos de carbono (azúcares) y visite a su médico y nutriólogo inmediatamente. Ellos le indicarán las medidas médicas y dietéticas que debe tomar.

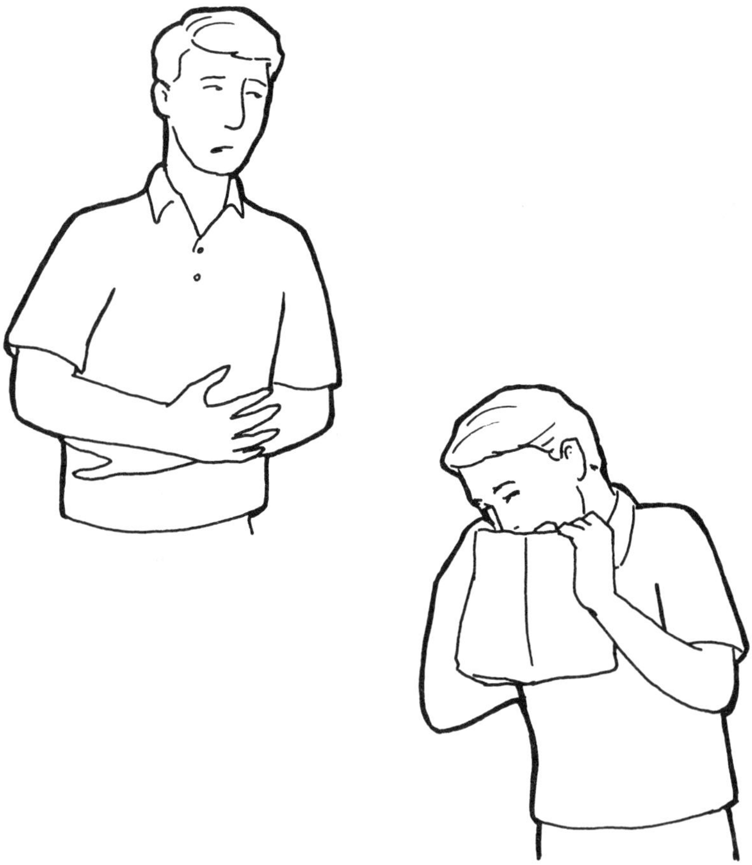

¿El nopal puede curar la diabetes?

El nopal contiene cierto tipo de fibra que puede ayudar a controlar la cantidad de glucosa en la sangre, pero no cura la enfermedad. Los preparados con esta planta no deben utilizarse como tratamiento único de la diabetes. Es más recomendable consumirlo como ensalada, jugo o en su forma natural –cuando sea posible–, como complemento de la alimentación del diabético. El nopal es útil en el control de la glucemia únicamente en pacientes no insulino-dependientes. Le recomendamos que al incluir nopal en su dieta realice mediciones de glucosa con tiras reactivas. Los resultados obtenidos le permitirán observar cambios benéficos en los niveles de glucosa en sangre.

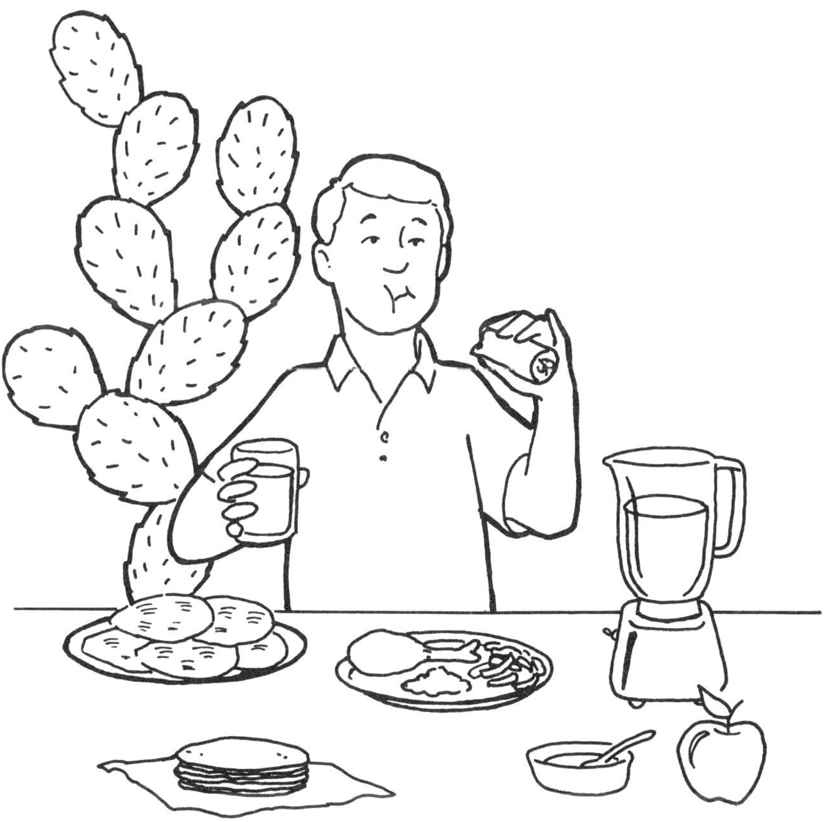

¿Qué son los medicamentos hipoglucemiantes?

Son pastillas elaboradas a base de compuestos químicos (sulfonilureas y biguanidas) que estimulan la secreción de insulina y son utilizadas en el tratamiento de la diabetes no dependiente de insulina. Una de las características de la diabetes del tipo II es la deficiente secreción o liberación de la insulina por el páncreas. Por lo tanto, las personas afectadas por este tipo de diabetes pueden controlarse con medicamentos que provocan la liberación de insulina en el momento y la cantidad adecuada, permitiendo así que las células del cuerpo aprovechen la glucosa. Al ser utilizada la glucosa por el organismo, se produce una disminución de la misma en la sangre esto reduce el riesgo de la aparición de síntomas.

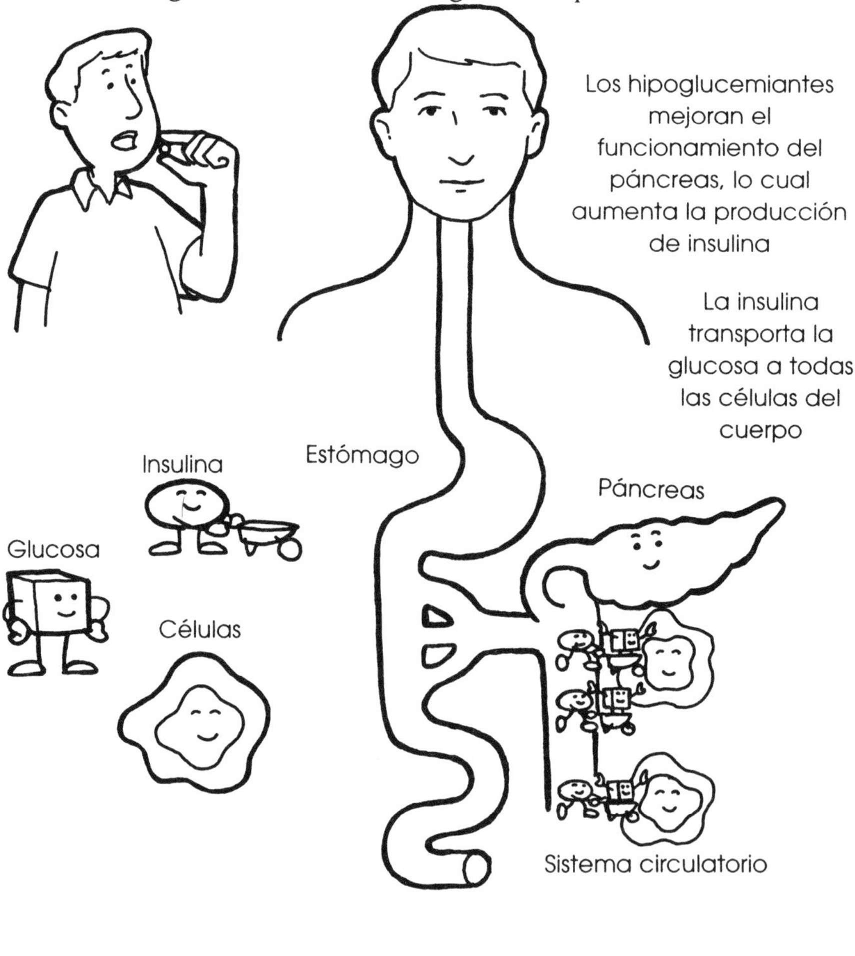

Capítulo 3

Tratamiento dietético del paciente diabético

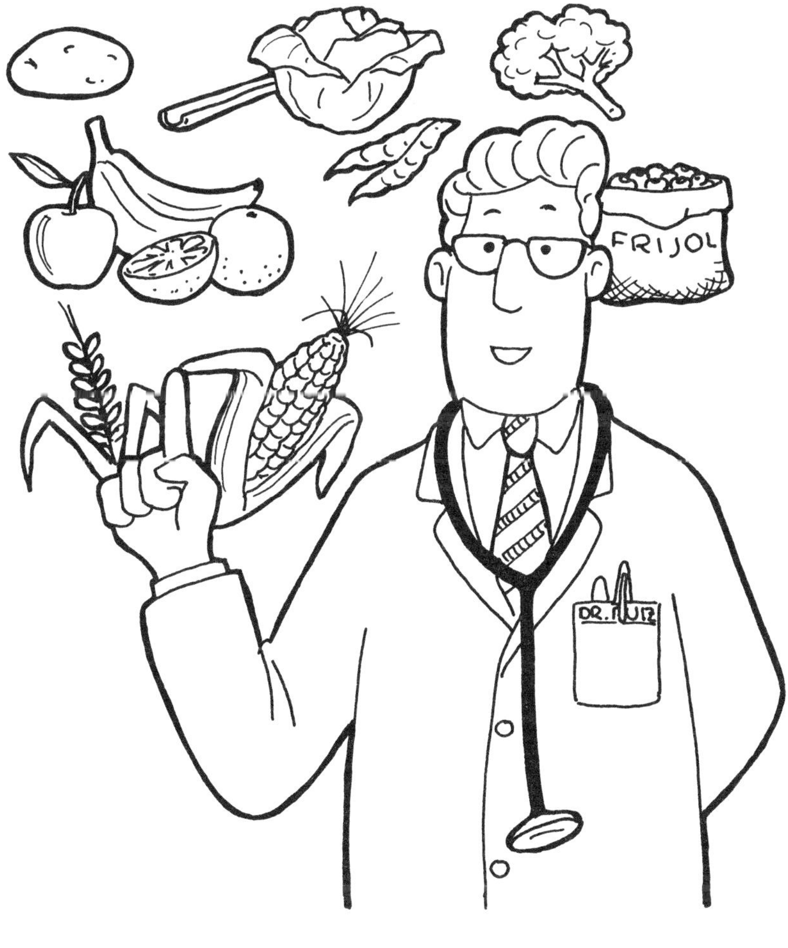

¿Qué tipo de alimentación debe llevar el diabético?

Después de que el médico especialista le diagnosticó Diabetes *mellitus*, deberá acudir a consulta con el nutriólogo para que revise su peso y le prescriba una dieta individual adecuada a sus necesidades y al tipo de diabetes (tipo I o tipo II). Lo anterior significa que el tratamiento dietético debe ser adecuado al tipo de diabetes, al tipo de ejercicio o actividad física que realice y también dependerá de la alteración o complicación que padezca (hipertensión, hipercolesterolemia y retinopatía diabética, entre otros).

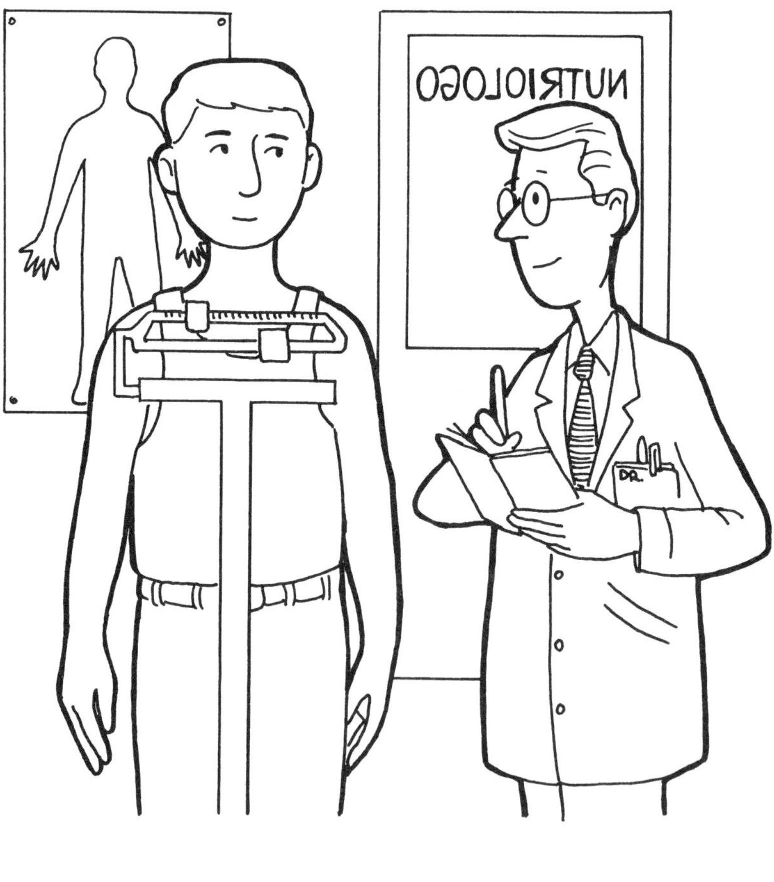

Nos referimos como alimentación recomendable o dieta recomendable a una alimentación sana, es decir, que su consumo no cause daños a la salud, que combine los diferentes grupos de alimentos y que de esta forma asegure el aporte de todos los nutrimentos (hidratos de carbono, lípidos, proteínas, vitaminas y nutrimentos inorgánicos) que el cuerpo necesita para funcionar adecuadamente y además, que la cantidad de alimentos que se consuman en la dieta guarden cierta proporción, ya que las necesidades energéticas de cada individuo son diferentes, por ejemplo: las necesidades energéticas de un adulto no son las mismas que las de un adolescente. Por lo tanto, cuando le prescriban una dieta, la cantidad que le indiquen en cada grupo de alimentos es la que su organismo necesita y debe respetarla no consumiendo los alimentos en exceso; de lo contrario, poco a poco desarrollará la obesidad y otras alteraciones en la salud.

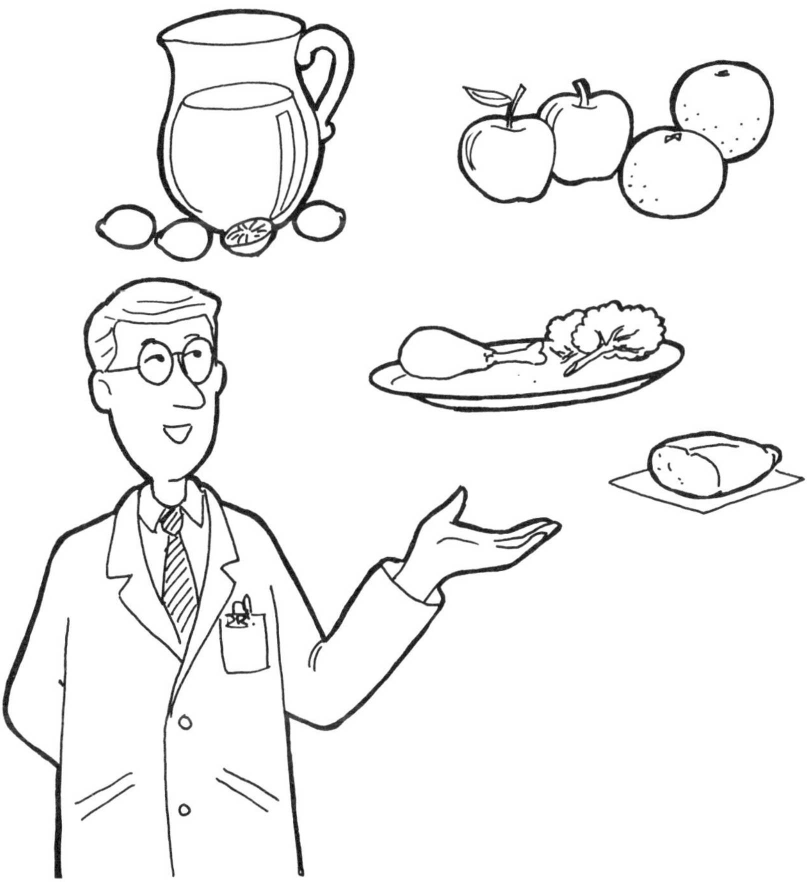

Los alimentos se agrupan de acuerdo con el mayor aporte de nutrimentos que proporcionan. Los nutrimentos son compuestos químicos que se encuentran en alimentos como los siguientes:

- Cereales y tubérculos.
- Productos de origen animal (carne roja, pollo, pescado y mariscos) y leguminosas (frijol, lenteja, garbanzo, soya, haba, guaje).
- Frutas.
- Verduras.
- Lípidos (grasas).
- Azúcares refinados.

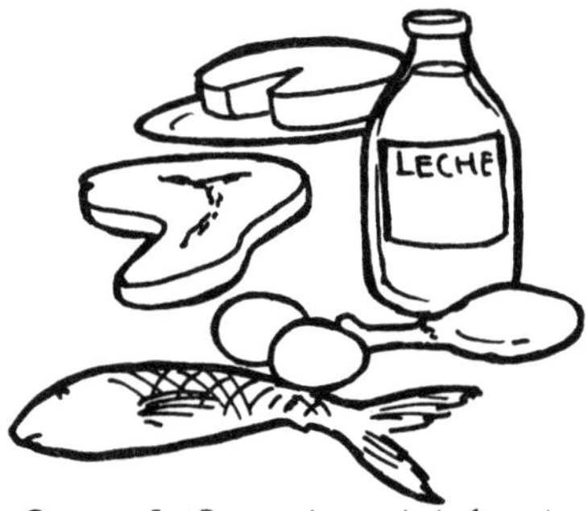

Grupo 1. Cereales y tubérculos.

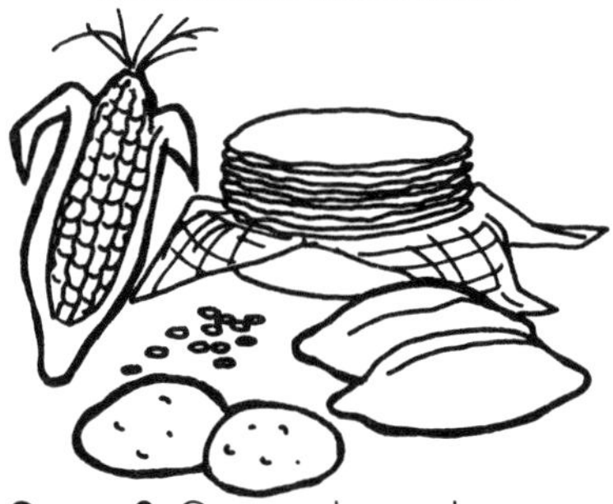

Grupo 2. Carnes, leguminosas, leche y sus derivados.

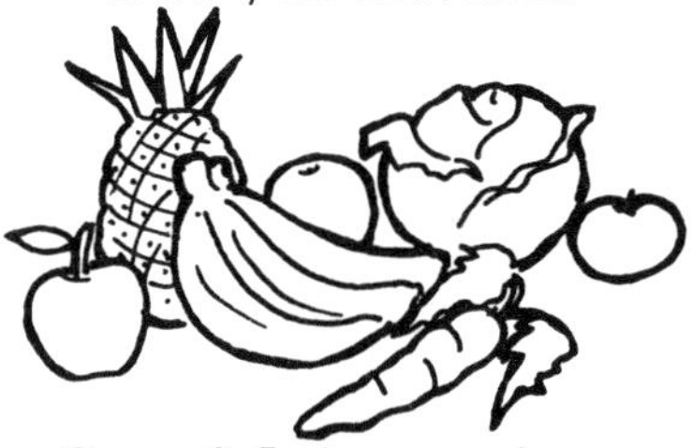

Grupo 3. Frutas y verduras.

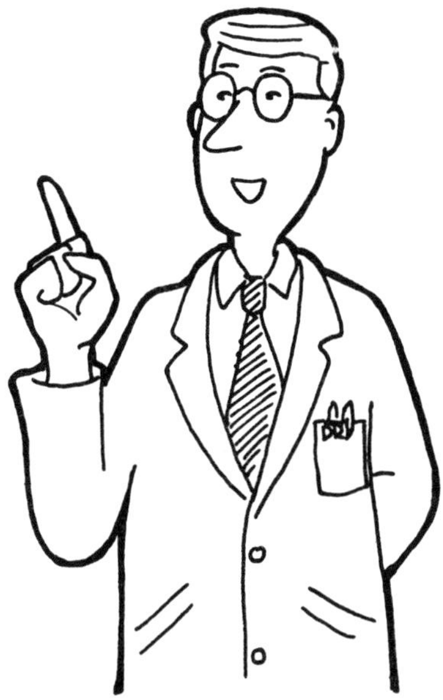

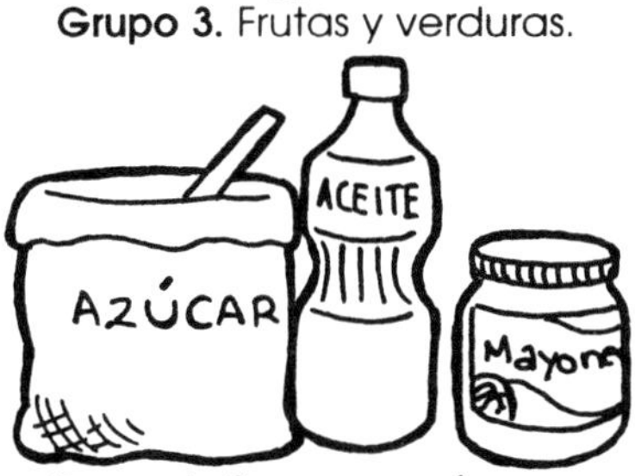

Grupo 4. Grasas y azúcares.

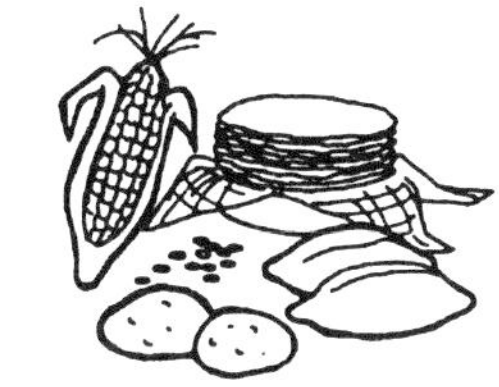

Los cereales y tubérculos son ricos en hidratos de carbono; este tipo de nutrimentos aporta al organismo energía para llevar a cabo cualquier actividad física y mental.

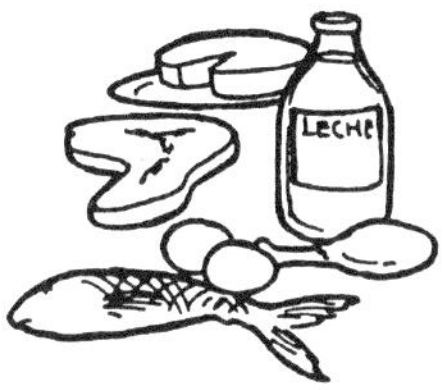

Los productos de origen animal y las leguminosas proporcionan fundamentalmente proteínas, que son útiles en la regeneración de los tejidos (piel, cabello, uñas). Además, a nivel celular intervienen en diferentes procesos químicos que se realizan en nuestro organismo.

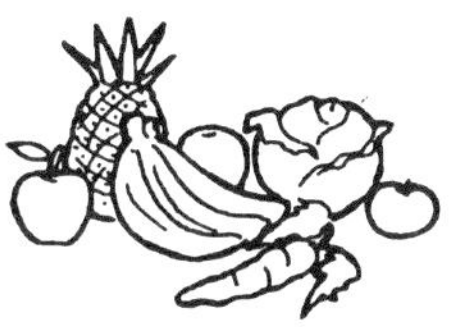

Las frutas y verduras aportan principalmente vitaminas y nutrimentos inorgánicos (erróneamente llamados minerales); son compuestos orgánicos que participan en diversas funciones celulares del organismo.

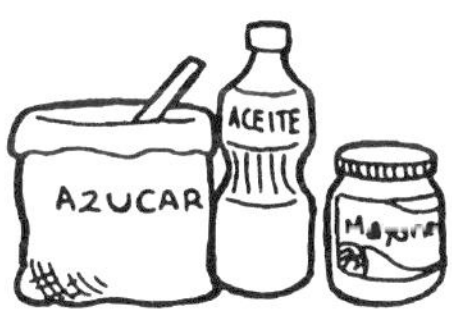

Los lípidos, comúnmente llamados grasas, y los azúcares refinados aportan energía en forma concentrada, es decir, pequeñas cantidades de dichos alimentos aportan grandes cantidades de energía. Se recomienda que el consumo de estos dos grupos sea moderado.

Los lípidos participan en diversos procesos celulares y en la elaboración de las hormonas. Existen dos tipos de grasas o lípidos: los de origen vegetal (aceite de maíz, aceite de ajonjolí, semillas de girasol, aguacate, cacahuate y margarina vegetal) y los de origen animal (manteca de cerdo, crema entera, quesos enteros, tocino, queso, crema y chorizo). Se recomienda evitar el consumo de estos últimos o, en su defecto, consumirlos con moderación.

¿Cuál es el plan de alimentación que debe llevar un diabético dependiente de la insulina?

En la dieta indicada para este tipo de diabetes debe tomarse en cuenta el tipo y la cantidad de insulina que se le está administrando al paciente. La ilustración ejemplifica la acción y tiempo de duración de dos tipos de insulina; los puntos más altos (pico de la insulina) indican la mayor concentración y acción de la insulina. La acción inmediata de la insulina es disminuir la concentración de glucosa en la sangre; por lo tanto, es muy importante que en los picos de insulina el paciente consuma algún alimento (colación), esto es con el propósito de evitar la hipoglucemia.

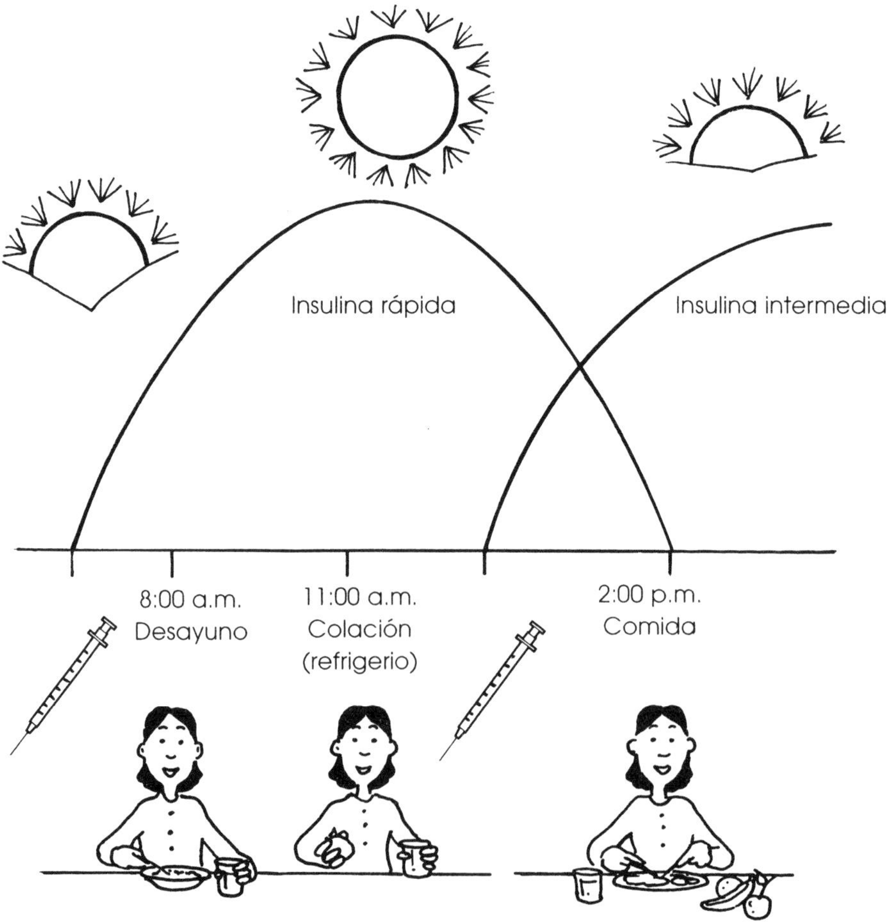

En la ilustración se esquematizan la insulina de acción rápida y la de acción intermedia o lenta, y de acuerdo con el tiempo de acción de la insulina se determina la hora en que se deberá comer.

A las 8:00 a.m. se aplica la primera dosis de insulina, seguida por su desayuno. El pico más alto de la curva indica la mayor concentración y acción de la insulina en la sangre, esto ocurre aproximadamente a las 11:00 a.m. Durante este periodo se deberá consumir una colación o algún tipo de alimento. El tiempo de acción de la insulina rápida es muy corto, aproximadamente de seis horas (la duración de su efecto depende del tipo de insulina); por lo tanto, es necesario aplicar otra dosis de acción intermedia para el resto del día, el cual **tiene un tiempo de duración de hasta**

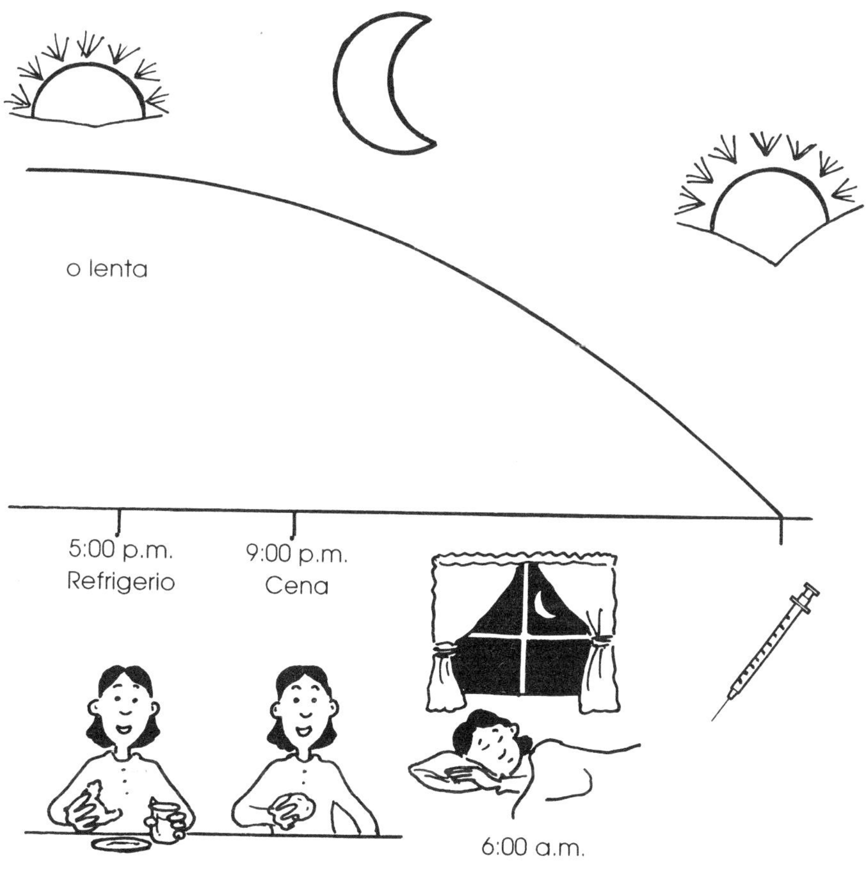

24 horas. Si la intermedia se aplica a las 12.00 a.m., la hora pico de la insulina será aproximadamente de 6:00 a 8:00 p.m. En este caso, la duración dcl pico cs más grandc; por lo tanto, habrá que incluir una segunda colación a las 5 de la tarde y posteriormente, a las 9 de la noche, la cena.

Los tiempos descritos son ejemplos aproximados de horarios dc las trcs comidas y dos colaciones; sin embargo, las horas pueden variar o adaptarse de acuerdo con las costumbres alimentarias de cada paciente.

Le recordamos que únicamente el médico especialista puede indicar el tipo y la cantidad de insulina que debe aplicarse. Aquí sólo ejemplificamos diferentes aplicaciones de insulina en combinación con la alimentación diaria.

En la página 30 se describen los tipos de insulina que existen en el mercado, su acción, inicio de duración, pico y duración máxima.

¿Cuál es el plan de alimentación que debe llevar un diabético no dependiente de la insulina?

Dieta no significa precisamente un tipo de alimentación especial para bajar de peso. La dieta es el conjunto de alimentos, platillos y bebidas que se consumen diariamente.

La dieta para este tipo de diabetes es similar a la de una alimentación recomendable (vea el apartado anterior, titulado "¿Qué tipo de alimentación debe llevar el diabético?"). Generalmente, las personas diabéticas son obesas, por lo que la disminución de peso se considera muy importante, pues con este cambio es posible reducir la cantidad de medicamentos hipoglucemiantes y retardar el desarrollo de complicaciones o, incluso, en algunos casos, evitar su aparición. Muchas veces, con llevar un buen control en la alimentación y en el peso corporal los niveles de glucosa en sangre se normalizan y no es necesaria la administración de medicamentos. Cabe recordar que una alimentación recomendable es aquella que está constituida por los diferentes grupos de alimentos en las cantidades de nutrimentos y calorías que el individuo necesita, que no causa daño a la salud y además es variada.

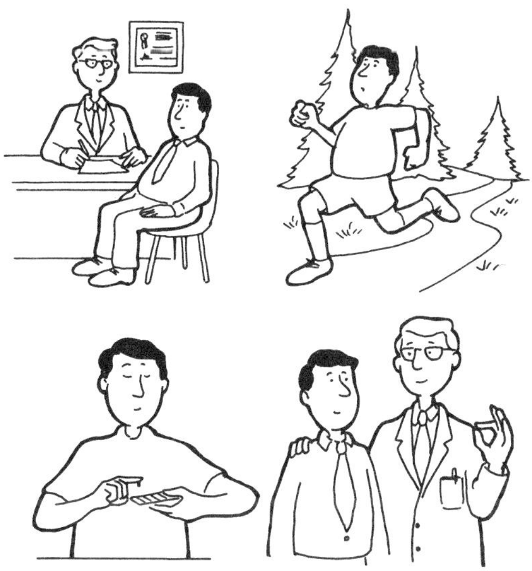

¿Qué son los hidratos de carbono?

Los hidratos de carbono son nutrimentos que proporcionan principalmente energía. Como ya se mencionó, hay dos tipos de hidratos de carbono: simples y complejos, los cuales se diferencian por su estructura y composición química. De acuerdo con estas características influyen en los niveles de glucosa sanguínea, es decir, los hidratos de carbono simples poseen una estructura química sencilla, que al momento de ser metabolizados por el organismo lo hacen de una manera muy rápida, y el azúcar metabolizado pasa velozmente al torrente sanguíneo, ocasionando una gran elevación de los niveles de glucosa y produciendo síntomas indeseables en el paciente. Por su parte, los hidratos de carbono complejos tienen una estructura más compleja, por lo tanto el metabolismo de este nutrimento es más lento, haciendo que el azúcar pase al torrente sanguíneo de una forma gradual y lenta, manteniendo estables los niveles de glucosa en la sangre.

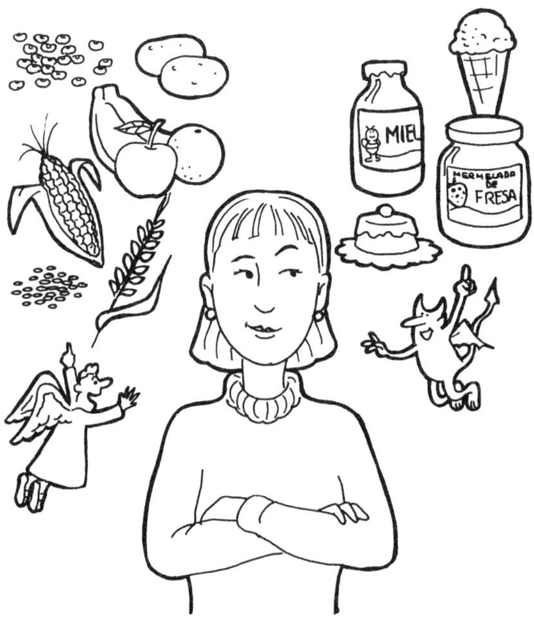

Se recomienda incluir todos los días en su dieta alimentos que contengan hidratos de carbono complejos, es decir, los que se encuentran en alimentos como los cereales (maíz y trigo), leguminosas (frijol, garbanzo, lenteja, etcétera) y tubérculos (papa, yuca y camote). También se recomienda consumir frutas y verduras. La cantidad que debe consumir de estos alimentos la prescribirá el nutriólogo en su dieta.

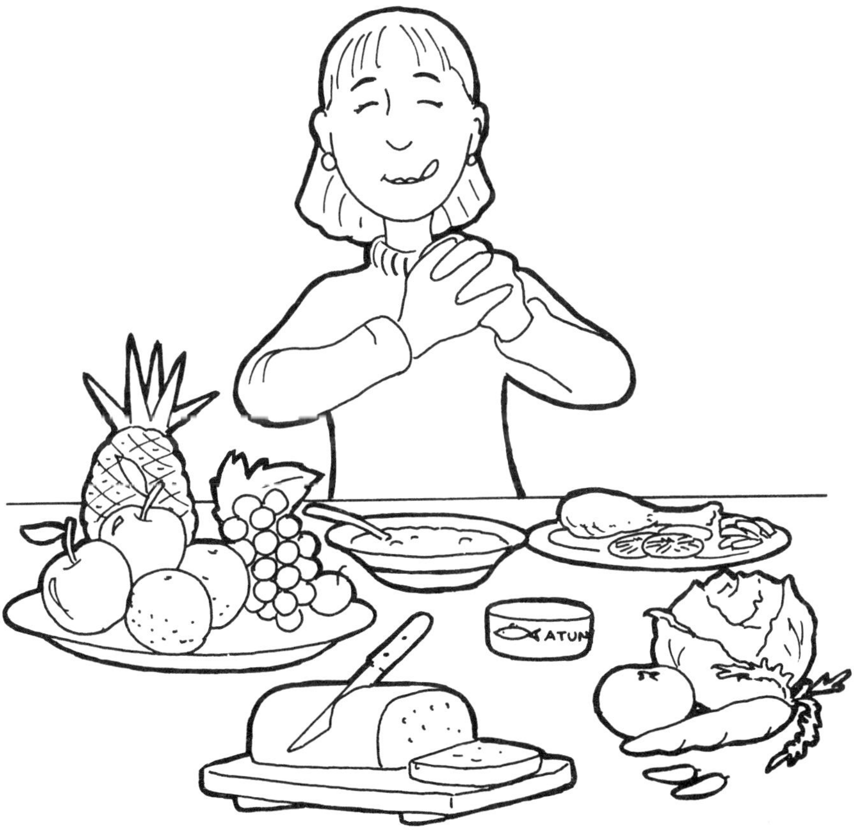

A continuación proporcionamos dos listas de alimentos; la primera contiene hidratos de carbono complejos y la segunda hidratos de carbono simples.

	Hidratos de carbono complejos **(consumo recomendable*)**
	Todas las frutas
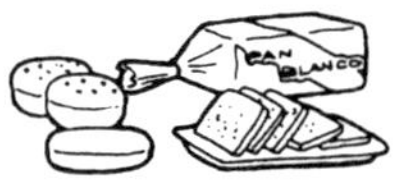	Pan de caja, pan tostado, bollo para hamburguesa, pan para hot dog
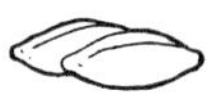	Bolillo
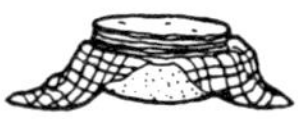	Tortilla
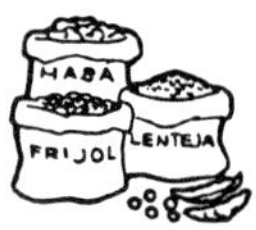	Leguminosas: frijol, lenteja, haba, alverjón, chícharo, garbanzo y soya
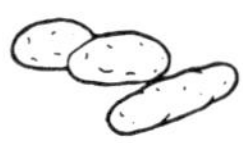	Papa y camote
	Arroz
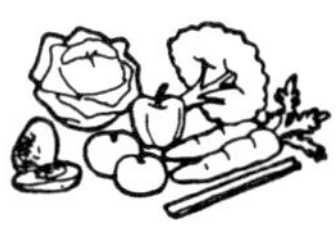	Todas las verduras
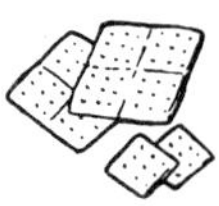	Galletas habaneras y galletas elaboradas con salvado de trigo
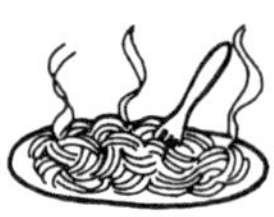	Pastas: espaguetti, macarrón, ravioles, tallarín, sopa de codito, fideo, etcétera.

* Recomendables: alimentos que pueden incluirse en su alimentación diaria. Su ingestión no provoca daño alguno a su salud, siempre y cuando se respete la cantidad que el nutriólogo le indique.

Hidratos de carbono simples

(consumo NO recomendable)**

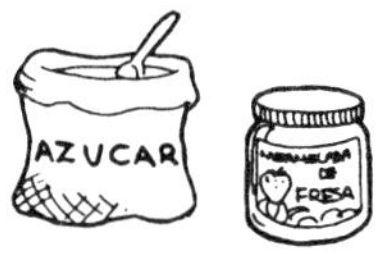

Azúcar refinada, piloncillo, miel, mermeladas y jaleas

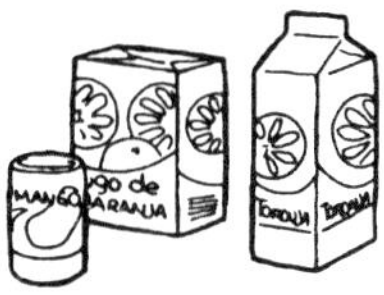

Refrescos y jugos industrializados adicionados con azúcar refinada

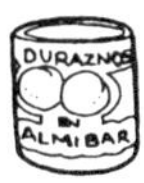

Frutas en almíbar, frutas confitadas o dulces mexicanos

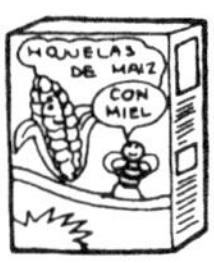

Cereales instantáneos adicionados con azúcar refinada, miel o piloncillo

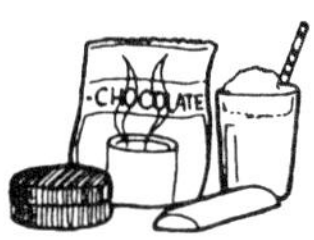

Chocolate o bebidas elaboradas con cocoa y adicionadas con azúcar

** No recomendables: alimentos que en cantidades pequeñas provocan un aumento en los niveles de glucosa en sangre (hiperglucemia). Se recomienda no incluirlos en la dieta, ya que su consumo puede provocar síntomas perjudiciales para la salud del paciente.

Este cuadro tiene el propósito de romper con ciertas falacias sobre el consumo de algunos alimentos. Que se clasifiquen como recomendables no quiere decir que se pueden consumir en cualquier cantidad, sino que es importante respetar la cantidad prescrita; de esta manera puede consumirlos con la seguridad de que no le causarán daño o descompensación a su salud. Cualquier exceso puede provocar efectos nocivos para la salud.

¿Qué es el índice glucémico de los alimentos?

Es la respuesta del organismo a la ingestión de diversos alimentos que influyen sobre la concentración de glucosa en la sangre. Existen alimentos concentrados en hidratos de carbono simples o azúcares refinados (de fácil digestión); este tipo de azúcares se digieren más rápidamente, y provocan una elevación inmediata de los niveles de glucosa en sangre; por lo tanto, se recomienda evitar lo más posible este tipo de alimentos ya que son dañinos para la salud.

También existen alimentos como los cereales integrales y leguminosas que contienen hidratos de carbono complejos, lo que hace más lenta su digestión; de esta forma el azúcar digerido pasa gradualmente a la sangre, y ocasiona una elevación menor. Este proceso es más benéfico para la salud del paciente diabético.

A continuación proporcionamos tres listas de alimentos ordenadas según su contenido glucémico.

IMPORTANTE:

Al incluir un nuevo alimento en la dieta, recomendamos realizar mediciones caseras de glucosa durante una semana para observar cambios en los niveles de glucosa sanguínea (aumento o disminución). Si observa una elevación de glucosa, es preferible eliminar de la dieta ese alimento o consumirlo esporádicamente. En caso contrario, si hay una buena tolerancia al alimento, puede seguir consumiéndolo.

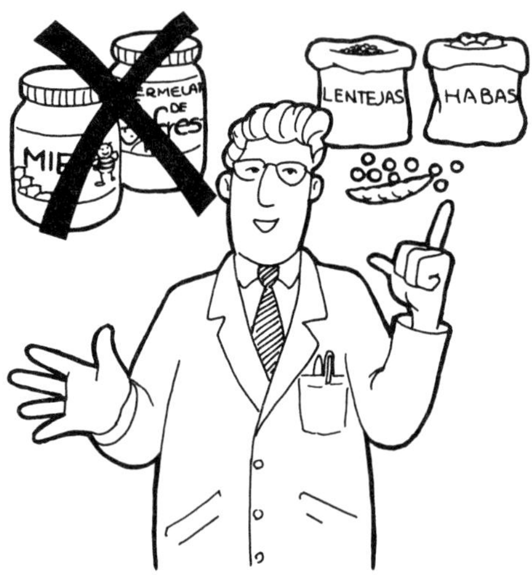

Índice glucémico de los alimentos

	Consumo poco recomendable	*Consumo recomendable*	*Consumo muy recomendable*
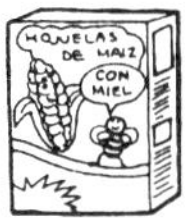	Cereales instantáneos, la mayoría	Cereales instantáneos	
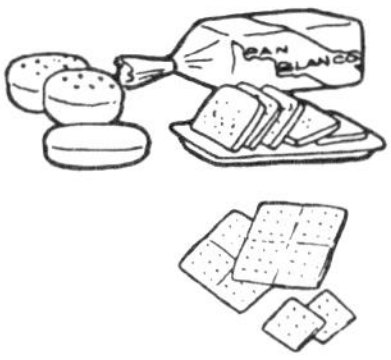	Pan y galletas: casi todas las variedades de pan y galletas elaboradas con azúcar	Pan y galletas: la mayoría de las galletas sin azúcar refinada o bisquets, pan de centeno y tortillas	Pan negro de centeno
	Cereal de grano: centeno fresco y maíz	Cereal de grano: trigo, arroz pulido y arroz integral	Cereal de grano y pastas: arroz instantáneo y la mayoría de las pastas
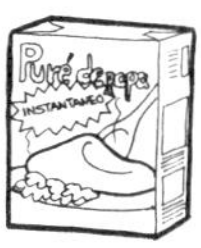	Tubérculos: puré de papa instantáneo	Tubérculos: papa blanca cocida y camote	
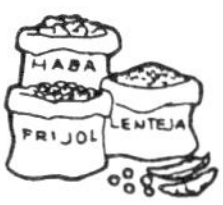	Leguminosas: garbanzo	Leguminosas: frijoles, habas y lentejas enlatadas	Leguminosas: chícharo verde, lenteja verde seca y frijol de soya
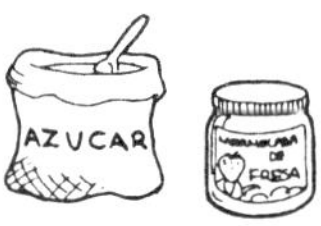	Miel y azúcar refinada		
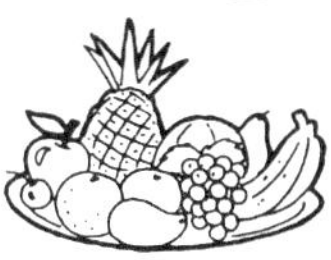	Fruta: pasas, tuna y papaya	Fruta: plátano, guayaba y jugo de naranja	Fruta: manzana, naranja y jugo de manzana
			Verduras: todas las verduras
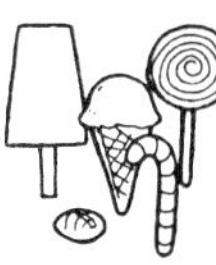	Dulces: dulces mexicanos (cáscara de naranja, ate y queso de tuna, entre otros)	Dulces: productos elaborados a base de de leche descremada (natilla)o yogurt sin azúcar (sustituto de azúcar)	

¿Qué son los edulcorantes?

Son sustancias que se utilizan como alternativa para endulzar los alimentos. En el mercado existen diferentes tipos de edulcorantes: sacarina, aspartame, fructosa y sorbitol. Actualmente el aspartame es el edulcorante más usado, ya que es un endulzante muy potente que aporta muy pocas calorías y no influye sobre los niveles de glucosa en sangre (glucemia). En cambio, la fructosa y el sorbitol pueden llevar a un incremento en los niveles de la glucosa sanguínea si su consumo no es controlado. Por lo tanto, el uso de estos edulcorantes debe ser indicado por el nutriólogo.

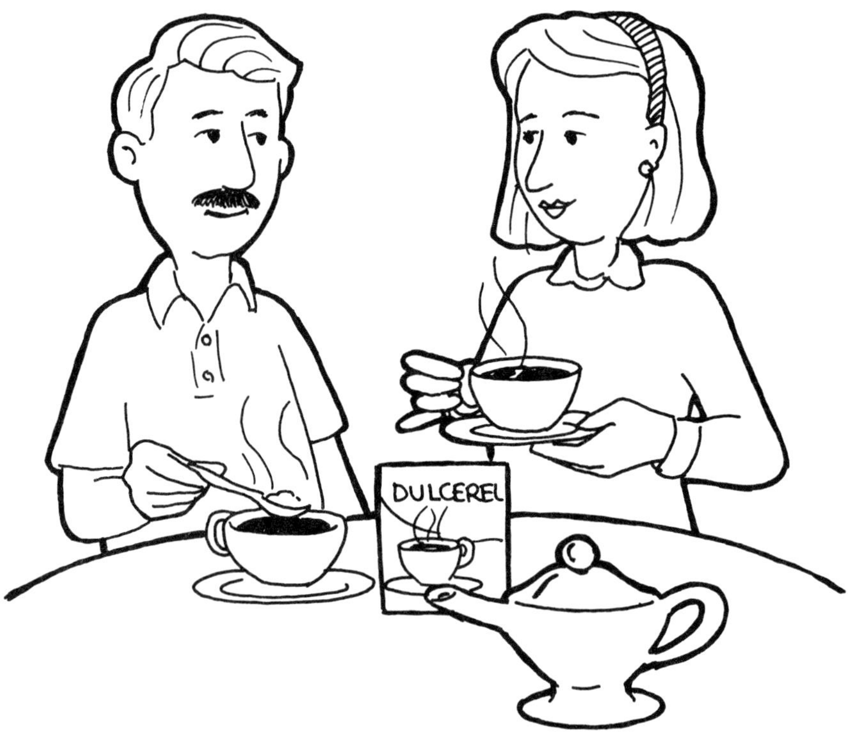

¿Existen alimentos preparados con edulcorantes?

Los edulcorantes disponibles en el mercado son: el aspartame, la sacarina, el sorbitol y la fructosa. Estos productos se encuentran en tabletas solubles, en polvo y/o líquido. También existen numerosos productos elaborados con estos edulcorantes, tales como: dulces, gelatinas de diversos sabores, helados, pasteles, jugos de fruta, yogurt y refrescos, entre otros. Por lo tanto, en la actualidad el enfermo diabético casi no se priva de ningún antojo, puesto que existe una variedad muy amplia de estos productos.

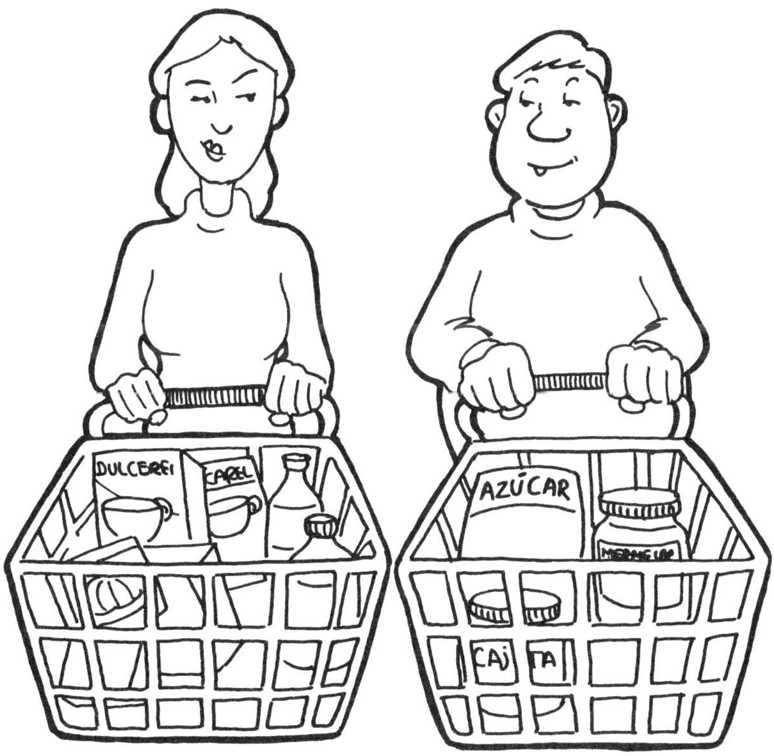

¿Qué beneficios tiene incluir fibra en la alimentación?

- Ayuda a disminuir la cantidad de glucosa en la sangre, previniendo complicaciones de la diabetes.
- Ayuda a prevenir los niveles altos de colesterol y triglicéridos en la sangre.
- Aumenta la sensibilidad de la insulina para el buen aprovechamiento de la glucosa.
- Aumenta la saciedad, evitando el consumo exagerado de alimentos y previniendo la obesidad.
- Evita el estreñimiento.
- Disminuye el riesgo de cáncer de colon.

La fibra se encuentra presente en frutas, verduras, leguminosas y cereales integrales (pan integral o multigrano, cereales instantáneos adicionados con fibra, galletas de salvado de avena y salvado de trigo).

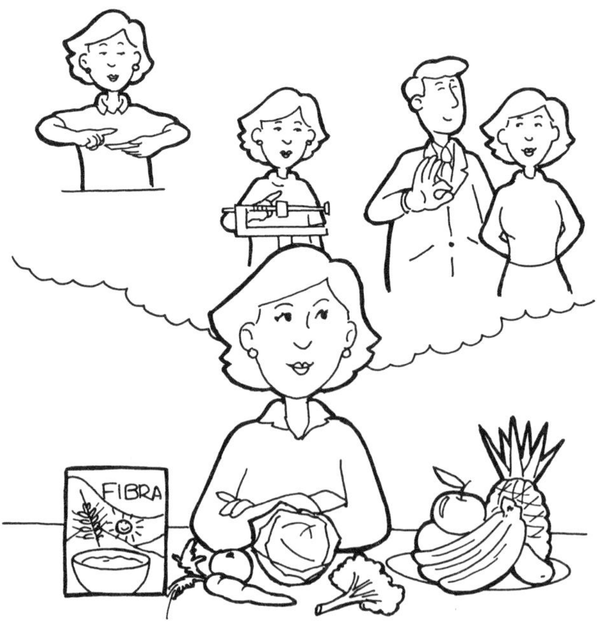

¿Cómo puede ayudar la fibra en el control del azúcar?

Incluir fibra en su alimentación puede ayudarle de dos maneras: *1*. En el intestino, la fibra forma un gel que se mezcla con los hidratos de carbono (azúcares) y las grasas que consumimos diariamente, quedando atrapados; por lo tanto, la cantidad de glucosa que llega a la sangre es menor. *2*. Por otra parte, una alimentación rica en fibra y en hidratos de carbono complejos ayuda a disminuir las necesidades diarias de insulina.

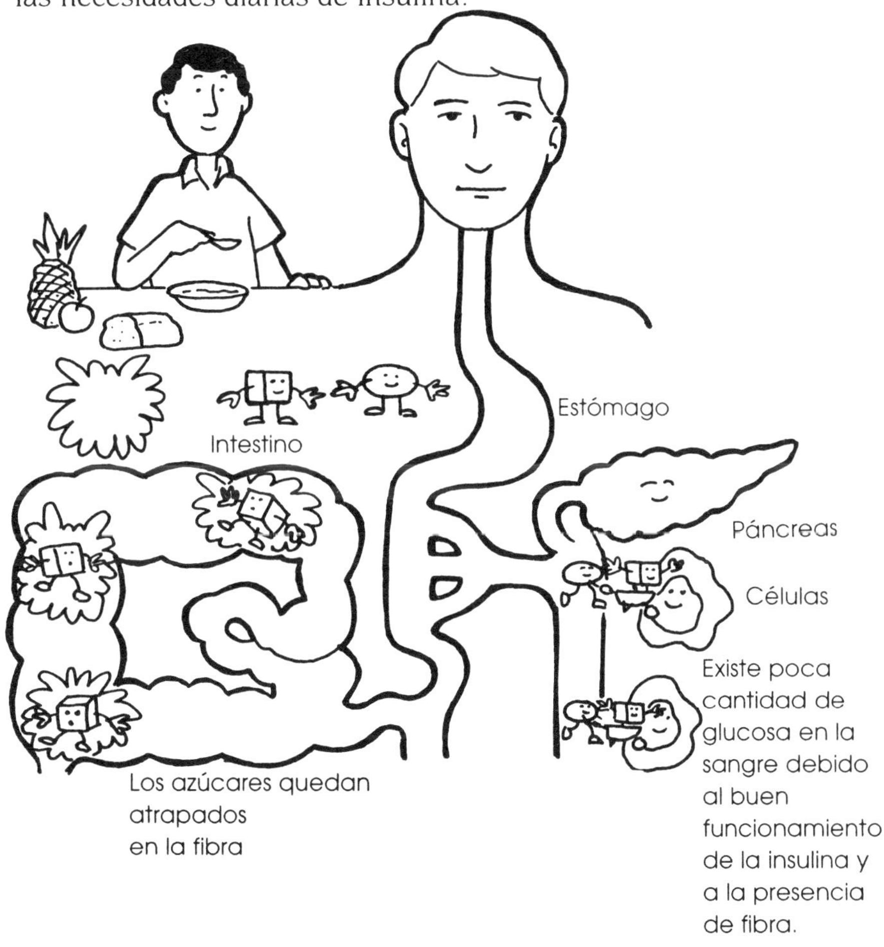

¿Cualquier tipo de fibra puede ayudar para el control de la diabetes?

Las fibras solubles y que forman geles –como el *psylium plantago,* el salvado, la avena integral, el nopal, las leguminosas y las frutas– ayudan a los niveles de glucosa sanguínea.

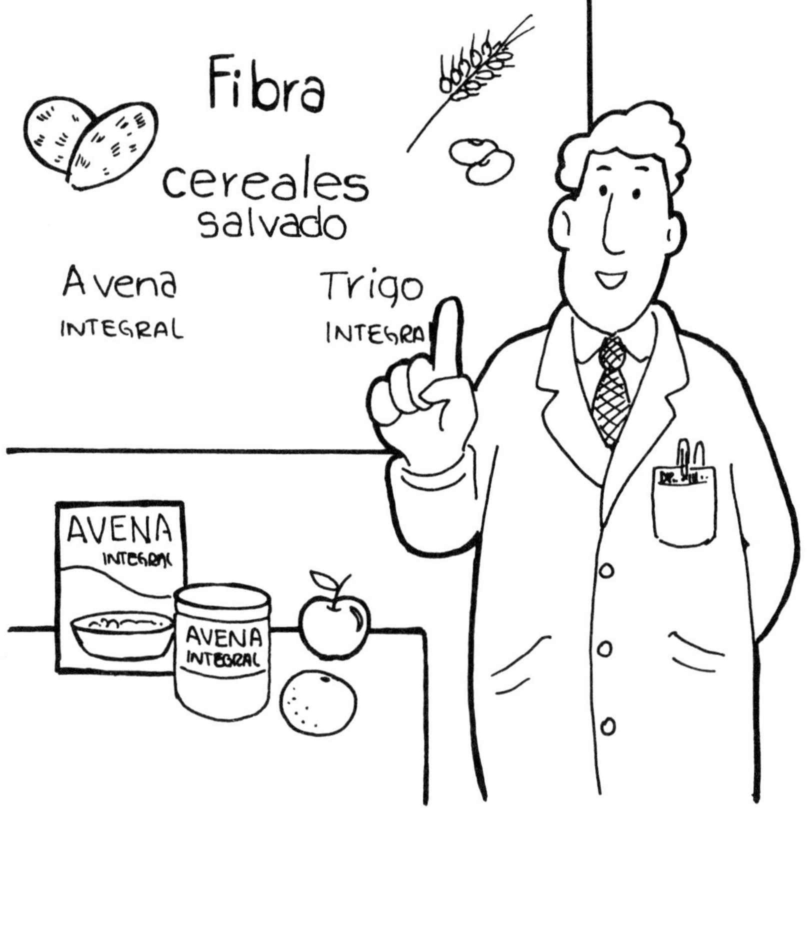

¿Existen productos en el mercado hechos con fibra?

Existe una gran variedad de productos elaborados y adicionados con fibra. Sin embargo, muchos de estos productos comerciales están endulzados con azúcar refinada, miel o azúcar mascabado, lo cual limita su consumo. Entre los productos con fibra que se pueden encontrar en el mercado están: avena integral, salvado de trigo, galletas de salvado, habaneras integrales y pan integral.

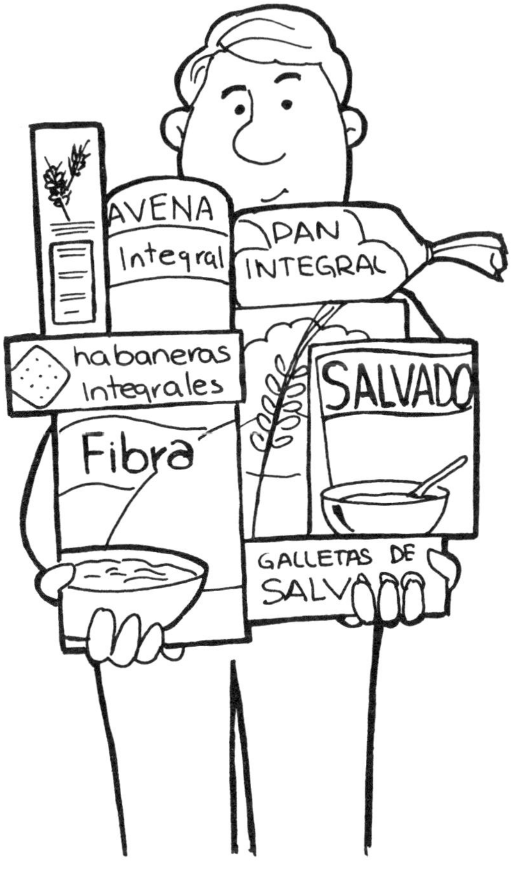

¿Se puede incluir cualquier tipo de grasa en la dieta?

No. Aunque las grasas apartan energía para realizar cualquier actividad física algunas causan trastornos al organismo. Existen dos tipos de grasas o lípidos: los de origen animal y los de origen vegetal.

En general, se sugiere el consumo de aceites vegetales así como alimentos que lo contengan: aceite de maíz, aceite de cártamo, aceite de ajonjolí, aceite de oliva, margarina vegetal, etcétera. Se recomienda evitar el consumo de grasas de origen animal, el aceite de coco* y los alimentos preparados con este tipo de grasas, ya que dichos productos son ricos en grasas saturadas y colesterol (manteca, crema entera, la grasa visible de las carnes, mantequilla, quesos enteros, leche entera y coco); su consumo desmedido causa ateroesclerosis e hiperlipidemias (niveles altos de colesterol y triglicéridos en la sangre).

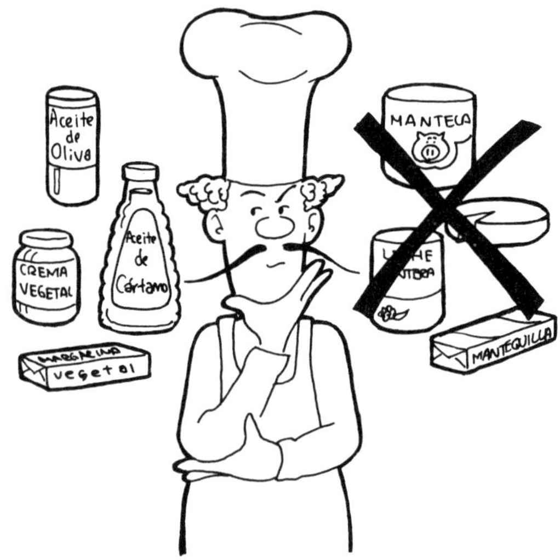

*El coco, aunque es un alimento vegetal, es un producto que contiene grasas saturadas; por lo tanto, se debe evitar su consumo.

¿Qué es la hipercolesterolemia?

Es la elevación anormal de la cantidad de colesterol en la sangre (mayor a 300 mg/100 ml). El colesterol es un tipo de lípido (grasa) contenido en los alimentos de origen animal. El cuerpo necesita el colesterol para diversas funciones, por esta razón elabora su propio colesterol y no es indispensable su consumo en alimentos. Ingerir en forma desmedida alimentos con alto contenido de colesterol provoca una acumulación en la sangre y las arterias; a este desequilibrio se le llama hipercolesterolemia.

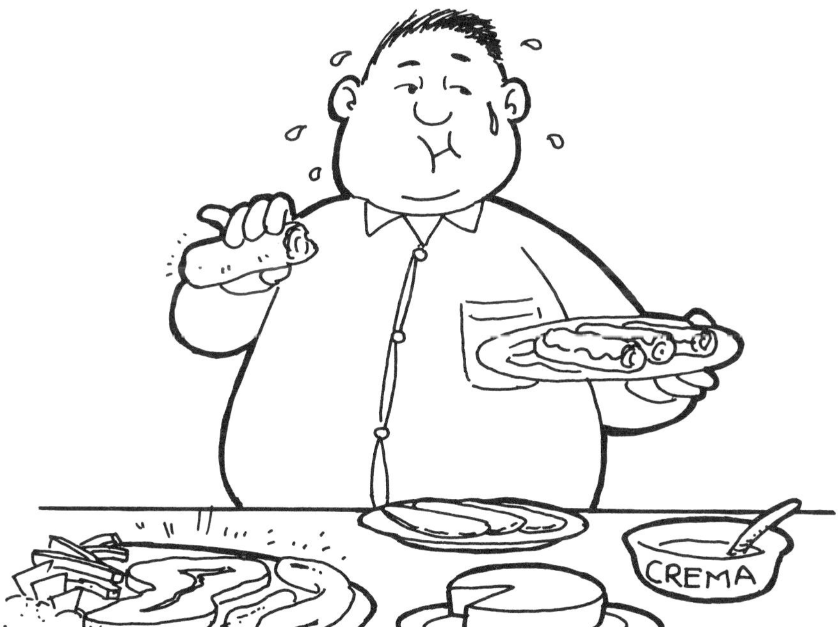

¿Qué es la hipertrigliceridemia?

Es la elevación exagerada de la cantidad de triglicéridos en la sangre (más de 120 mg/ml). Los triglicéridos son un tipo de lípidos (grasas) que se almacenan por el exceso en la concentración de calorías contenidas en los alimentos que consumimos a diario, y por ello se produce una elevación anormal de triglicéridos en la sangre.

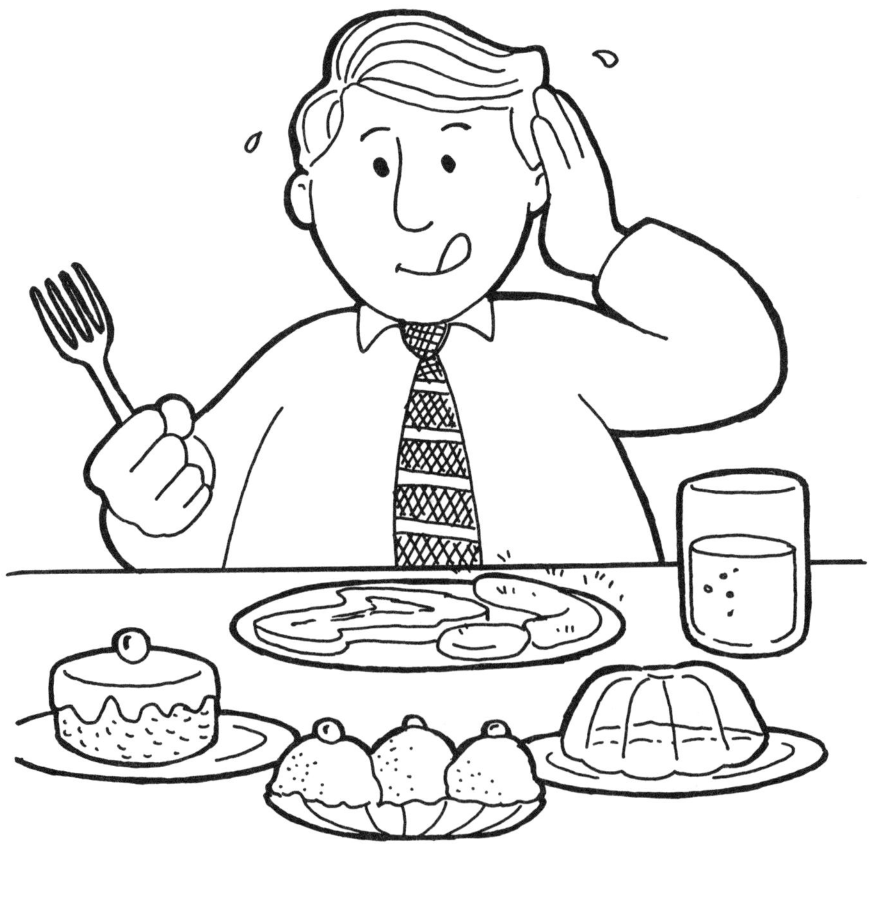

¿Qué es la ateroesclerosis?

La ateroesclerosis es la acumulación de los depósitos de colesterol en las arterias (cuando es en las coronarias, arterias que irrigan al corazón, provoca infartos). Se desarrolla como consecuencia de mantener un consumo elevado de lípidos*, principalmente de colesterol, en combinación con otros factores (tabaquismo, hipertensión arterial, obesidad, Diabetes *mellitus* y un elevado nivel de estrés). Este padecimiento es reversible si se consume una dieta baja en colesterol y en lípidos saturados (grasas contenidas en los alimentos de origen animal).

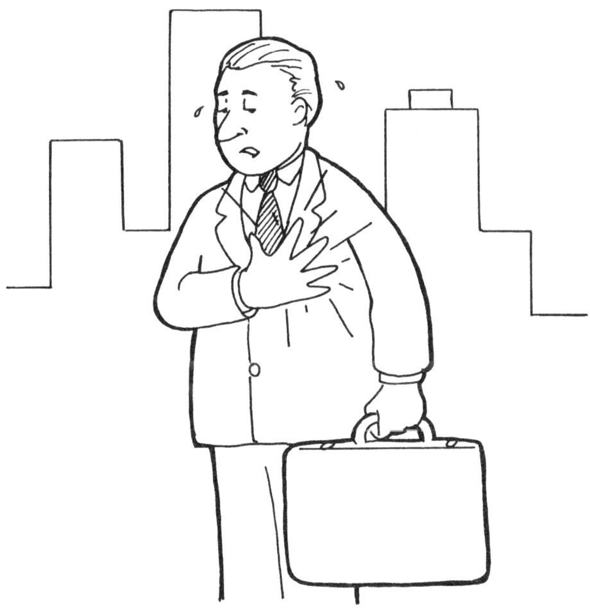

*Los productos de origen vegetal con mayor contenido en lípidos son: aceite vegetal de maíz, cártamo, etcétera; manteca vegetal, margarina, mantequilla, aguacate, cacahuate, girasol, cártamo, nueces, avellanas, ajonjolí, pistaches, almendras y chocolate. Los de origen animal de mayor contenido en lípidos: carne de cerdo, chorizo, chicharrón, yema de huevo, crema entera, tocino, mayonesa, sustituto de leche en polvo y queso crema.

Recomendaciones para reducir el colesterol

Cuando se tienen altos los niveles sanguíneos del colesterol y triglicéridos, se recomienda disminuir los alimentos con cantidades elevadas de colesterol y grasas saturadas.

Cerdo, res y pollo:

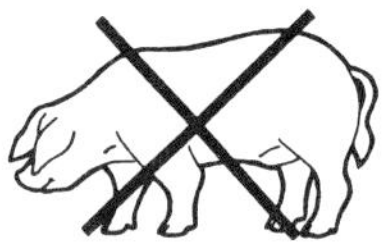

Chicharrón, carnitas, carne de cerdo con grasa visible, manteca.

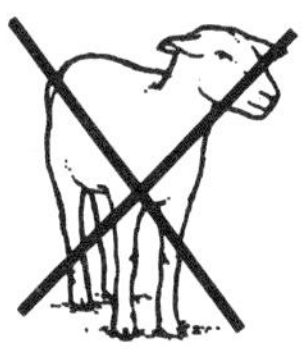

Embutidos: paté, tocino, jamón, queso de puerco, longaniza, salami y chorizo. Carne de res con grasa visible, carne molida especial y vísceras (hígado, riñones, pancita, tripas y sesos).

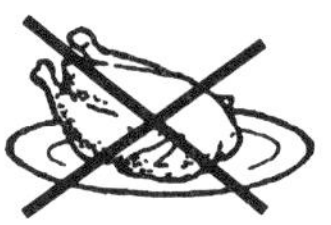

Carne de cabrito y de carnero.
Pollo con piel y vísceras de pollo.

Lácteos y huevo:

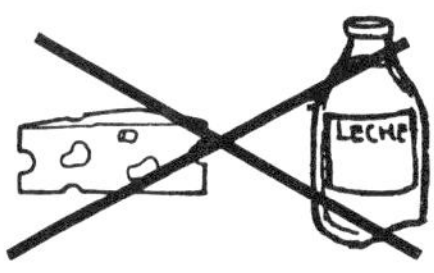

Queso crema, manchego, amarillo y cheddar. Leche entera condensada y evaporada. Yema de huevo.

En el momento que se someta a una dieta baja en grasas saturadas, se recomienda no consumir alimentos que las contengan, de esta manera logrará disminuir los niveles sanguíneos de triglicéridos y colesterol. Una vez que su salud mejore, es muy importante el control dietético en el consumo de alimentos concentrados en grasas saturadas, ya que un descontrol puede ocasionar nuevamente una hipercolesterolemia e hipertrigliceridemia.

Grasas:

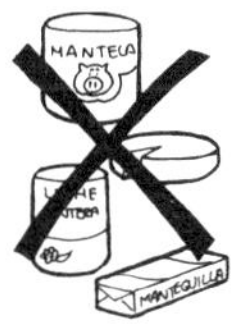

Mantequilla, mayonesa, crema entera y aceite de coco. Algunos alimentos comerciales como el sustituto de crema y la leche en polvo, entre otros, están adicionados con aceite de coco. Se recomienda revisar la etiqueta antes de consumirlos.

Postres:

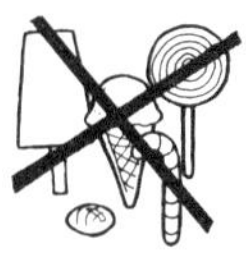

Helados de crema, pasteles de crema y todos los postres elaborados con estos productos.

Todos los mariscos:

Camarón, almeja, ostión, cangrejo, pulpo y jaiba.

Cuando haya logrado mantener los niveles de colesterol y triglicéridos lo más cerca a las cifras normales, es necesario controlar el consumo de alimentos concentrados en grasas saturadas. Si existe algún alimento preferido rico en este tipo de grasa y no logra evitarlo, puede discutir esta situación con su nutriólogo y posiblemente podrá incluirlo de manera esporádica en su alimentación, siempre y cuando respete la cantidad indicada.

Consejos para reducir la grasa en los alimentos y mejorar su salud

Paso 1

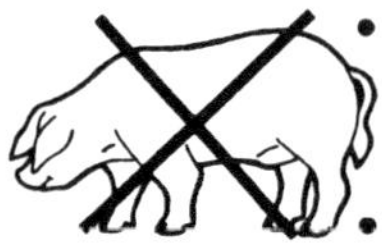

- Disminuya el consumo de alimentos ricos en colesterol y grasa saturada.
- Para freír los alimentos existen productos comerciales en aerosol para cocinar; su contenido en grasa es nulo y no causan daño a la salud.

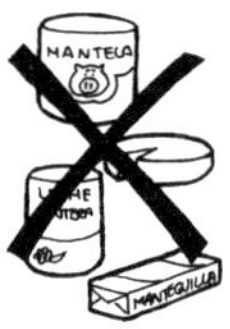

- Prepare las sopas y guisados con anticipación, y deje que se enfríen para que se forme una capa de grasa que puede ser removida.
- Para empanizar o capear los alimentos puede sustituir el huevo entero por dos claras de huevo.
- Consuma cortes de carne magra (sin grasa visible).

Paso 2

- Consuma platillos asados, al vapor o cocidos.

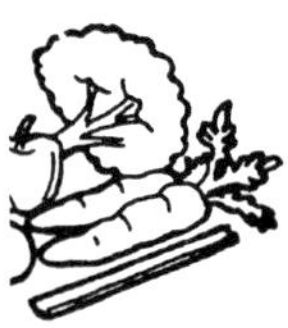

- Los platillos elaborados con carne o productos grasos deberán ser reemplazados por verduras, leguminosas, germinados o cereales.
- Introduzca gradualmente pollo y carne de res magra a su dieta (puede comer una ración pequeña en la comida o en el desayuno).

Paso 3

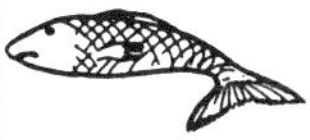

- Consuma frecuentemente platillos con mayor cantidad de verduras y poca carne, utilizándola en pequeñas cantidades como condimento. Prepare platillos con verduras, arroz, y pequeñas cantidades de pollo o pescado con el mismo fin.
- Prefiera el consumo de pescados que contengan ácidos grasos Omega-3, ya que son benéficos para la salud pues ayudan a prevenir la hiperlipidemia (niveles altos de colesterol y triglicéridos en la sangre).

Las verduras no se preparan únicamente cocidas. Existe una variedad de platillos que pueden elaborarse con verduras y germinados frescos o al vapor (ver sección de recetas).

La cocción de las verduras debe hacerse durante 5 a 10 minutos; de esta forma conservan su contenido de fibra, vitaminas y nutrimentos inorgánicos. Es preferible no someter las verduras a una cocción muy prolongada, ya que pierden todas sus propiedades nutrimentales. Las verduras deben mantenerse crujientes después de haberse sometido a cualquier método de cocción.

¿En qué alimentos se encuentran los ácidos grasos Omega-3?

- Aceite de pescado
- Arenque
- Salmón
- Sardina
- Atún
- Bagre*
- Calamar
- Germen de maíz y germen de trigo*
- Chía*
- Verdolagas*

A continuación se proporciona una lista de aceites que se pueden utilizar para la preparación de los alimentos y que son benéficos para la salud:

- Aceite de oliva
- Aceite de palma
- Aceite de cacahuate
- Aceite de maíz
- Margarina vegetal
- Aceite de ajonjolí
- Aguacate**
- Aceite de cártamo

* Alimentos muy accesibles que pueden encontrarse en el mercado a bajo precio.

**Se considera como grasa, ya que es su principal aporte.

¿Las personas diabéticas pueden ingerir bebidas alcohólicas?

Existen consideraciones importantes para el consumo de alcohol. El consumo de este producto deberá ser autorizado por su médico y nutriólogo. En caso de ser así, se recomienda no más de dos raciones de bebidas alcohólicas al día acompañadas con los alimentos. Una ración equivale a 375 ml o una lata de cerveza; una copa de vino (156 ml) o 50 ml de whisky, ginebra o vodka. No debe mezclar este tipo de bebidas con sus medicamentos.

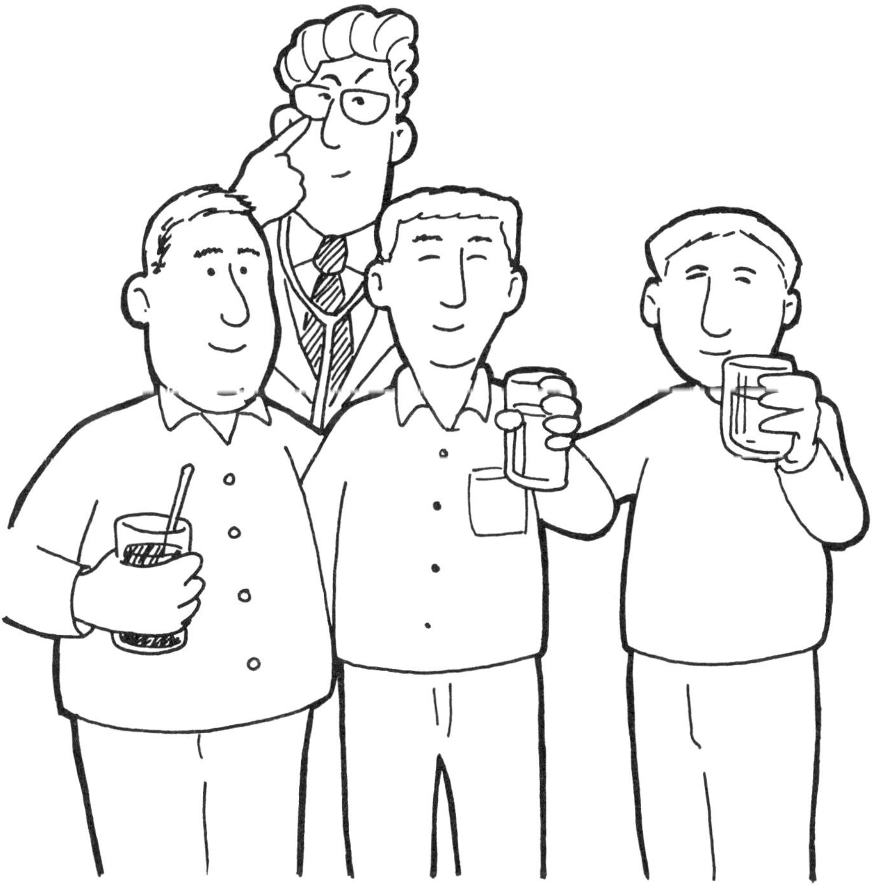

El consumo desmedido de alcohol puede tener efectos nocivos para la salud, ocasionando descontrol en los niveles de la glucosa, lípidos, y del peso corporal. Una de las consecuencias más comunes es la hipoglucemia (disminución de la glucemia) que provoca el alcohol, acompañada de náuseas y vómito.

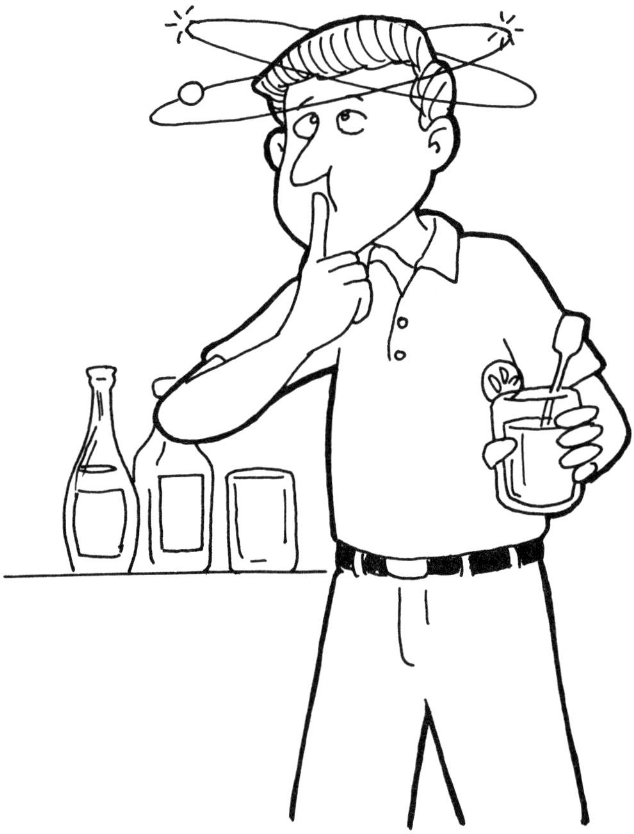

Cuidados y recomendaciones para las personas hipertensas

Los alimentos salados deben consumirse con moderación. La mayoría de los diabéticos padecen de presión alta y el consumo exagerado de sal trae consecuencias perjudiciales para la salud, ya que provoca un aumento innecesario de la presión sanguínea y aumenta el riesgo de padecer problemas renales.

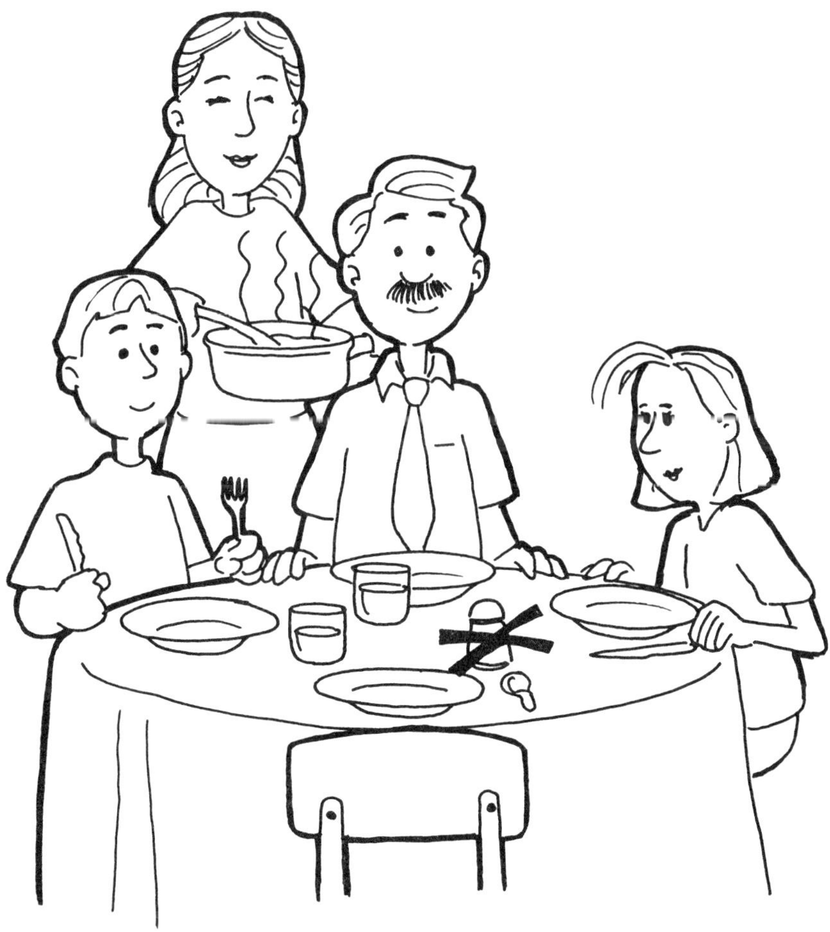

¿Cómo deben cuidarse las personas hipertensas?

- Si obeso, el primer paso es bajar de peso.
- Consumir más alimentos con alto contenido en fibra y menos productos ricos en grasa saturada.
- Hacer ejercicio regularmente: le ayudará a disminuir y mantener el peso corporal, así como también los niveles de glucosa en sangre.
- Practicar alguna terapia de relajamiento: le ayudará a disminuir las tensiones y el estrés de la vida diaria.
- Limitar la ingesta de alcohol.

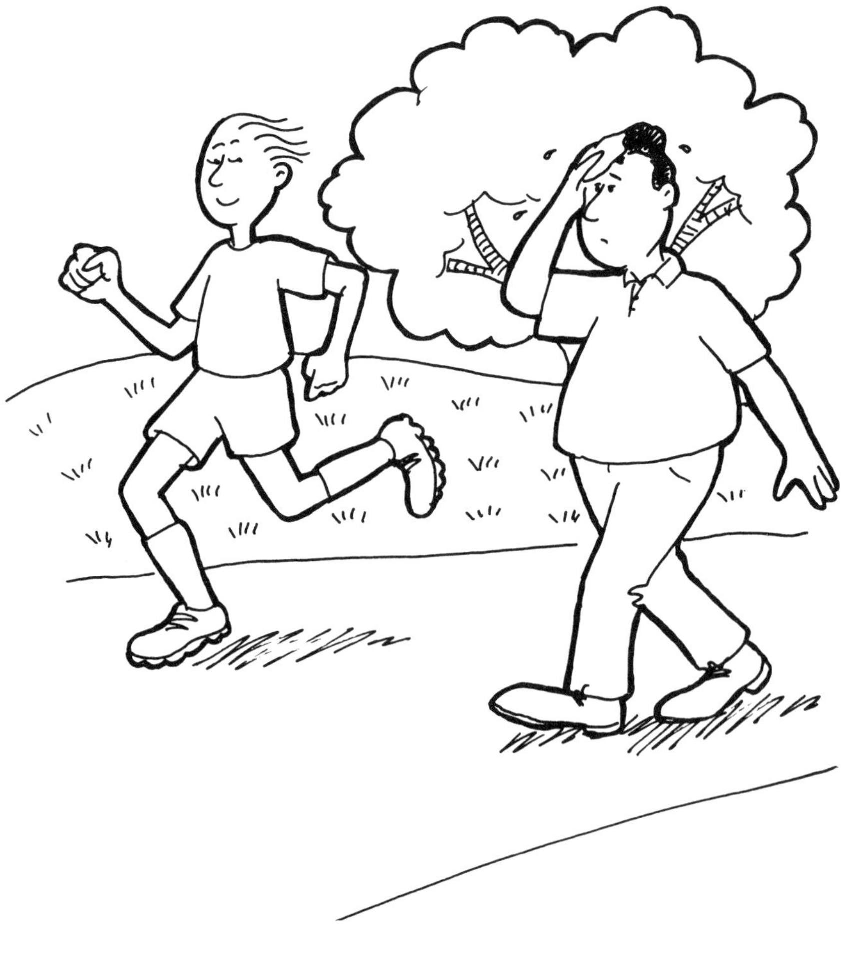

Recomendaciones para las personas hipertensas:

- No agregar sal a los alimentos en la mesa.
- Usar la sal únicamente en la preparación de los alimentos.
- Disminuir el consumo de los siguientes alimentos:
    - **Alimentos curados:** verduras en escabeche.
    - **Alimentos enlatados, envasados y embotellados:** salsas, sardinas, quesos salados, cacahuates salados, alimentos comerciales rápidos, palomitas saladas, papas, nueces, sopas enlatadas, sopas mixtas secas, verduras congeladas, sazonadores con sal (sal de ajo), ablandador de carne, glutamato de sodio (conservador de alimentos), salsa catsup, mostaza preparada, salsa de soya, salsa de barbacoa, aceitunas, suero de leche, mezclas con chocolate (chocolate en polvo), bebidas rehidratantes (como las que toman los atletas), bebidas coctel, crema de cacahuate y jugos de vegetales.
    - **Carne, pescados o aves procesadas con sal:** carnes ahumadas y vísceras (corazón, hígado y riñones).
    - **Mariscos:** camarón, almeja y langosta, entre otros.

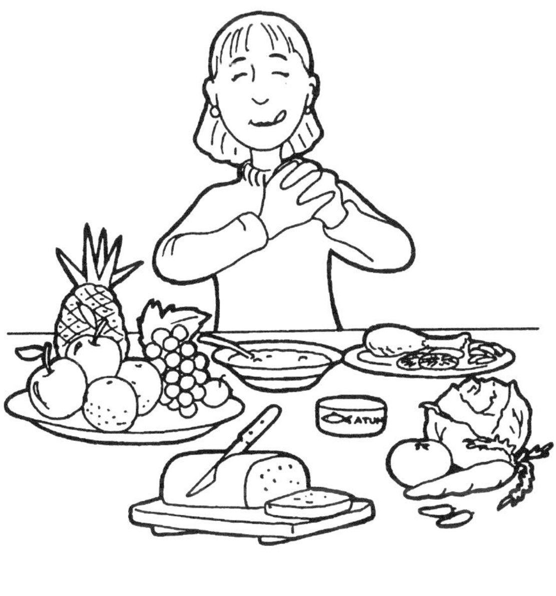

¿Qué es el Sistema de equivalentes?

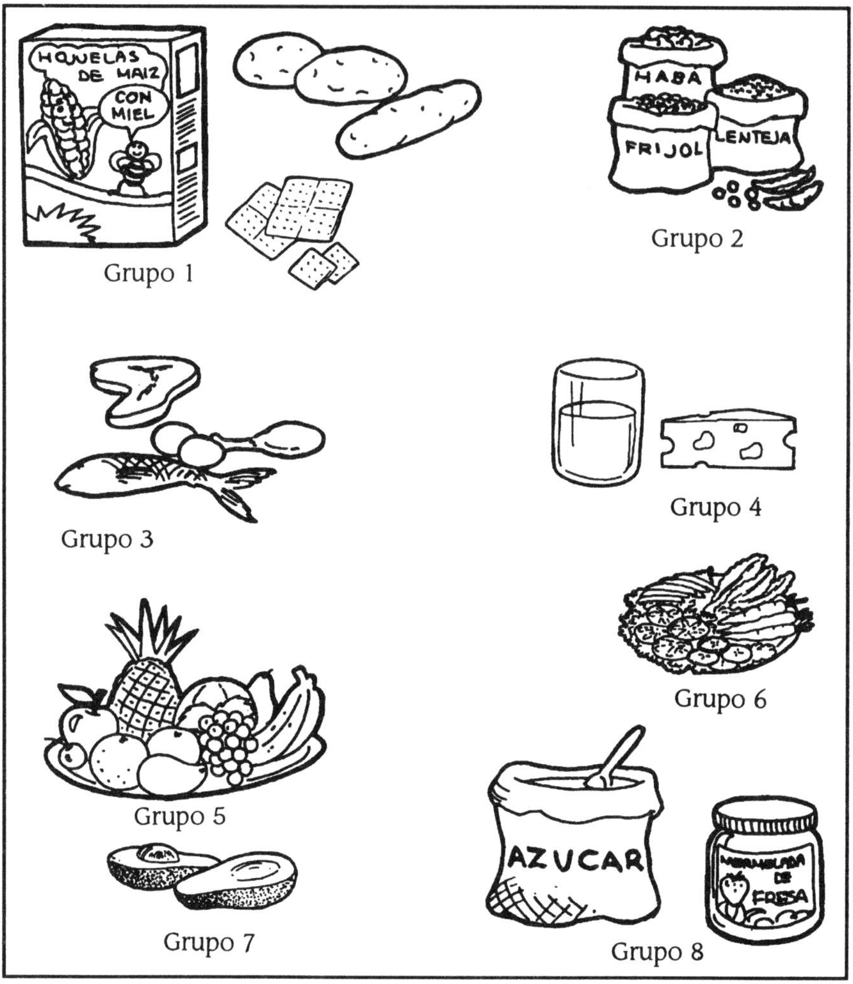

Es un sistema que agrupa los alimentos en ocho grupos, de la siguiente manera:

Grupo 1	Cereales y tubérculos	Grupo 5	Frutas
Grupo 2	Leguminosas	Grupo 6	Verduras
Grupo 3	Productos de origen animal	Grupo 7	Lípidos
Grupo 4	Leche y derivados	Grupo 8	Azúcares refinados

Los alimentos que constituyen cada grupo son aproximadamente iguales en su valor energético y en la cantidad de hidratos de carbono, proteínas y lípidos.

¿Qué es un equivalente?

Se refiere a que una ración de un alimento es equivalente o igual nutricionalmente a otra ración dentro del grupo de alimentos al que ambas pertenecen.

Por ejemplo, en el grupo 1, que corresponde a los cereales y tubérculos, una ración de pan integral (que en cantidad es una rebanada) equivale a $^3/_4$ de taza de hojuelas de maíz. Cada ración de ambos alimentos del grupo 1 proporciona 70 kilocalorías, 15 g de hidratos de carbono, 2 g de proteínas y cantidades mínimas de lípidos que no son considerados.

Fue diseñado con el fin de ofrecer una variedad de alimentos en la elaboración de las dietas para las personas que padecen obesidad y Diabetes *mellitus*. Es una guía práctica en la cual se pueden intercambiar unos alimentos por otros dentro del mismo grupo al que pertenecen.

¿En qué consiste el éxito de una dieta?

En la variedad o alternativas de alimentos para evitar que sea monótona. Cuando una persona se somete a una dieta, no sólo se somete a la restricción de alimentos, también tiene como objetivo educarse en los siguientes aspectos:

- Aprender a comer de manera adecuada y por consiguiente, aprender a tener un control definitivo sobre el consumo de los alimentos, ya que la dieta no es temporal.
- Lograr reconocer el tipo de alimentos que le ocasionan daño o algún desequilibrio en su estado de salud y aprender a evitar su consumo.

- Reconocer qué tipo de alimentos o medidas preventivas le ayudan a mantenerse en buen estado de salud; es decir, aquéllos que le ayuden a disminuir los niveles de glucosa en sangre (glucemia), el colesterol y triglicéridos, e hipertensión arterial.
- Aprender a elegir, alternar y variar los alimentos en su dieta según lo indicado por el nutriólogo; de esta manera podrá controlar su padecimiento y mantener su salud en buen estado. Con este fin fue elaborado el Sistema de equivalentes.

¿Cómo puedo utilizar la lista del Sistema de equivalentes?

DIETA PARA PERSONAS DIABÉTICAS

Número de raciones

Desayuno:

1/2	Ración de leche (grupo 4)
3	Ración de cereales y tubérculos (grupo 1)
1	Ración de productos de origen animal (grupo 3)
2	Ración de grasa (grupo 7)
3	Ración de fruta (grupo 5)

Comida:

1	Ración de consomé
1	Ración de productos de origen animal (grupo 3)
4	Ración de cereales y tubérculos (grupo 1)
2	Ración de frutas (grupo 5)
1	Ración de verduras (grupo 6)
3	Ración de grasa (grupo 7)

Cena:

1/2	Ración de leche (grupo 4)
3	Ración de cereales y tubérculos (grupo 1)
1	Ración de productos de origen animal (grupo 3)
3	Ración de frutas (grupo 5)
1	Ración de verduras (grupo 6)
2	Ración de grasa (grupo 7)

Ejemplo

A continuación presentamos un ejemplo para combinar los alimentos del grupo 1. Para obtener más datos y crear sus propias combinaciones según sus necesidades nutricionales (calóricas), vea el anexo de este libro.

1. CEREALES Y TUBÉRCULOS*

Alimento	*Ración*	*Gramos*
Bolillo con migajón	1/3	25
Bolillo sin migajón	1/2 pieza	25
Pan de caja	1 rebanada	20
Pan integral	1 rebanada	20
Tortilla chica	1 pieza	20
Bollo para hamburguesa	1/2 pieza	25
Medias noches	1/2 pieza	25
Harina de maíz	1 1/2 cucharada	17

* Cada ración de este grupo contiene en promedio 70 kcal, 15 g de hidratos de carbono, 2 g de proteína y cantidades mínimas de lípidos.

Una vez que el nutriólogo elabore su dieta, en ella le indicará las kilocalorías totales que deberá consumir y el número de equivalentes que deberá incluir en cada tiempo de comida: desayuno, comida, cena y colación si así lo considera. Por otro lado, en la guía de equivalentes describimos los alimentos en peso (gramos) y en ración (cucharada, pieza o rebanada).

Un equivalente de cereales y tubérculos es igual a:

1 rebanada de pan o 1 tortilla o 3/4 de taza de hojuelas de maíz.

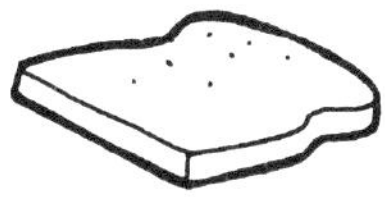

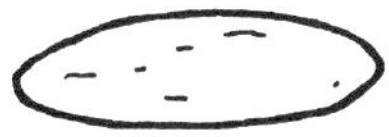

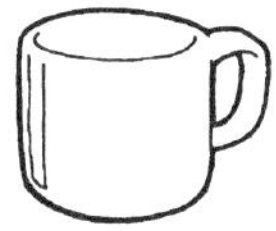

Un equivalente de productos de origen animal es igual a:

1 huevo entero o 1/4 de taza de atún o 4 cucharadas soperas de requesón.

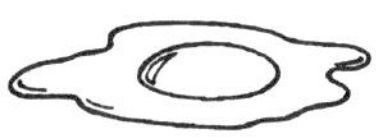

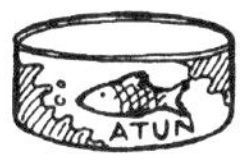

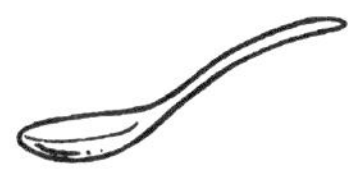

Lo anterior significa que si en el desayuno le indican dos equivalentes de cereales y tubérculos (grupo 1), usted podrá elegir diferentes alternativas de este listado, por ejemplo: una rebanada de pan es igual a una tortilla o tres cuartos de taza de hojuelas de maíz.

Si también le indican un equivalente de productos de origen animal (grupo 3), tendrá varias opciones a escoger: un huevo entero es igual a 1/4 de taza de atún o cuatro cucharadas soperas de requesón.

¿Cómo calcular las calorías que requiere una persona, para seguir una dieta?

Para calcular las calorías que un individuo necesita, debe multiplicarse el peso ideal (vea los cuadros de peso ideal para hombres y mujeres en el anexo) por la recomendación calórica (vea el cuadro de requerimiento energético por edad y actividad física, en el anexo).

Por ejemplo: el requerimiento calórico para un hombre de 1.70 m de estatura, con un peso de 67 kg y físicamente muy activo es de 2,000 kcal, es decir, 67 kg x 30 kcal = 2,010.

Requerimiento calórico diario: 2,000 kilocalorías.

De acuerdo con su requerimiento calórico calculado, usted podrá escoger una de las dietas que ejemplificamos en las siguientes páginas. Por ejemplo, si su requerimiento calórico fue de 2,000 kilocalorías, en la siguiente página encontrará una dieta que, de acuerdo con el Sistema de equivalentes, indica el número de raciones que corresponden para cada comida.

Distribución de los equivalentes para una dieta de 1,500 kilocalorías

Grupos de alimentos	*Número de equivalentes en cada comida*		
	Desayuno	*Comida*	*Cena*
Cereales y tubérculos (grupo 1)	2 equivalentes	4 equivalentes	2 equivalentes
Leguminosas (grupo 2)	1 equivalente	1 equivalente	—
Productos de origen animal (grupo 3)	—	—	2 equivalentes
Leche (grupo 4)	$^1/_2$ equivalente	—	$^1/_2$ equivalente
Verdura (grupo 6)	$^1/_2$ equivalente	1 equivalente	$^1/_2$ equivalente
Fruta (grupo 5)	1 equivalente	1 equivalente	1 equivalente
Lípidos o grasa (grupo 7)*	1 equivalente	2 equivalentes	1 equivalente

Distribución de los equivalentes para una dieta de 2,000 kilocalorías

	Número de equivalentes en cada comida		
Grupos de alimentos	*Desayuno*	*Comida*	*Cena*
Cereales y tubérculos (grupo 1)	3 ½ equivalentes	5 equivalentes	3 ½ equivalentes
Leguminosas (grupo 2)	1 equivalente	1 equivalente	
Verdura (grupo 6)	½ equivalente	2 equivalentes	½ equivalente
Fruta (grupo 5)	2 equivalentes	1 equivalente	1 equivalente
Productos de origen animal (grupo 3)	—	3 equivalentes	—
Lípidos o grasa (grupo 7)*	1 ½ equivalentes	3 equivalentes	1 ½ equivalentes
Leche (grupo 4)	1 equivalente	—	—

Distribución de los equivalentes para una dieta de 2,500 kilocalorías

	Número de equivalentes en cada comida		
Grupos de alimentos	*Desayuno*	*Comida*	*Cena*
Cereales y tubérculos (grupo 1)	6 equivalentes	6 equivalentes	3 equivalentes
Leguminosas (grupo 2)	1 equivalente	1 equivalente	1 equivalente
Verdura (grupo 6)	1 equivalente	3 equivalentes	1 equivalente
Fruta (grupo 5)	2 equivalentes	2 equivalentes	2 equivalentes
Productos de origen animal (grupo 3)	1 equivalente	3 equivalentes	—
Lípidos o grasa (grupo 7)*	1 equivalente	4 equivalentes	2 equivalentes
Leche (grupo 4)	$^1/_2$ equivalente	—	$^1/_2$ equivalente

*Las raciones de grasas indicadas se ut lizan generalmente para la elaboración de los platillos (arroz, guisados, empanizados, etcétera).

Distribución de los equivalentes para una dieta de 2,500 kilocalorías
Dieta en cuatro tiempos: 3 comidas y una colación (refrigerio)

Grupos de alimentos	*Número de equivalentes en cada comida*		
	Desayuno	*Comida*	*Cena*
Cereales y tubérculos (grupo 1)	3 equivalentes	4 equivalentes	3 equivalentes
Leguminosas (grupo 2)	1 equivalente	1 equivalente	—
Verdura (grupo 6)	—	1 equivalente	1 equivalente
Fruta (grupo 5)	2 equivalentes	1 equivalente	—
Productos de origen animal (grupo 3)	—	3 equivalentes	—
Lípidos o grasa (grupo 7)*	1 1/2 equivalentes	2 equivalentes	1 1/2 equivalentes
Leche (grupo 4)	1/2 equivalente		

Grupos de alimentos	*Colación*
Cereales y tubérculos (grupo 1)	2 equivalentes
Leguminosas (grupo 2)	—
Verdura (grupo 6)	1 equivalente
Fruta (grupo 5)	1 equivalente
Productos de origen animal (grupo 3)	—
Lípidos o grasa (grupo 7)*	1 equivalente
Leche (grupo 4)	—

*Las raciones de grasas indicadas, se utilizan generalmente para la elaboración de los platillos (arroz, guisados, empanizados, etcétera).

¿Puedo definir mi dieta sin ayuda?

De preferencia, no. Es muy importante que el nutriólogo le indique las características de su dieta, es decir, las calorías y la cantidad de equivalentes en cada comida, así como otras recomendaciones en caso de que presente alguna complicación de salud (hipertensión, ateroesclerosis).

No se olvide de seguir las indicaciones y recomendaciones médicas y dietéticas. ¡Es importante para su salud!

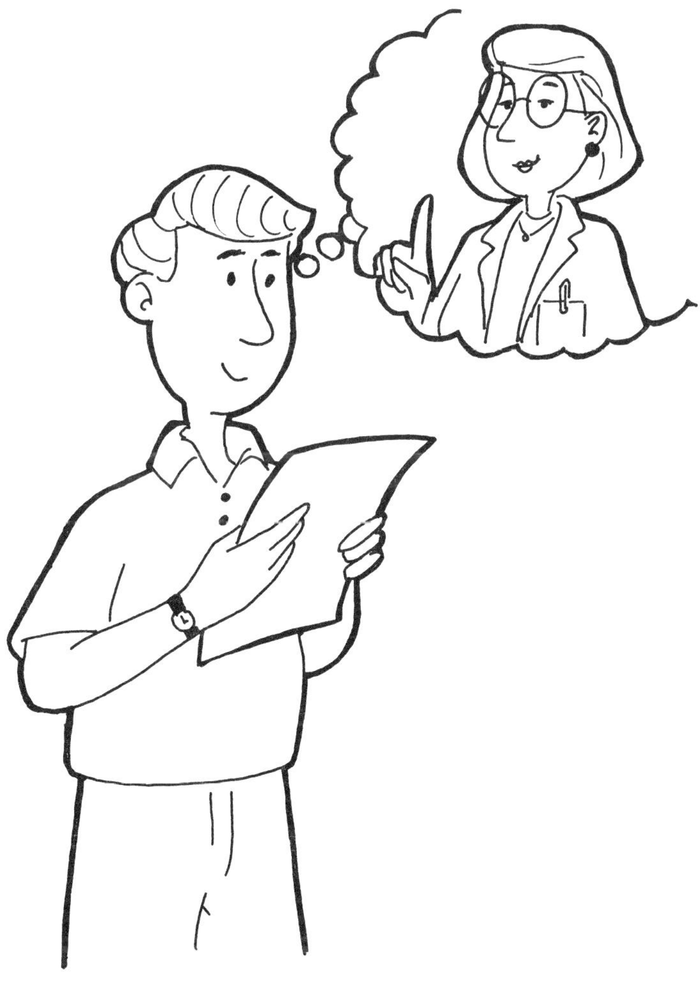

De compras en el mercado

Antes de realizar sus compras, es muy importante que tome en cuenta lo siguiente:

Planear los platillos (menú) de la semana de acuerdo con el número de personas que comparten la mesa, los gustos y preferencias de la familia, el dinero disponible, los alimentos de temporada y las ofertas existentes en el mercado.

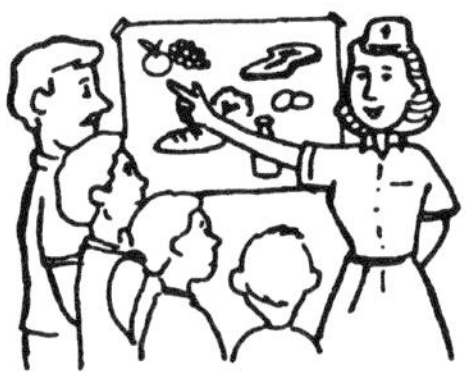

Tomar en cuenta los alimentos que proporcionan mayores beneficios a nuestra salud, con poco dinero.

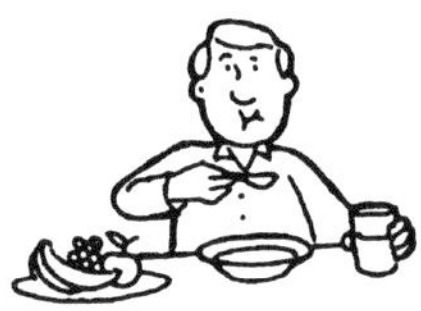

Planear el menú a partir de los grupos alimenticios que hemos mencionado y combinarlos en su dieta diaria.

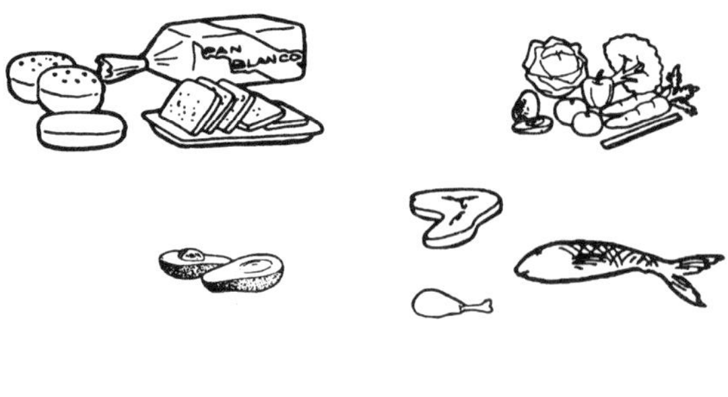

Con la experiencia las compras son más variadas y, por consiguiente, la alimentación también.

¿Qué alimentos debemos incluir en nuestras compras?

Frutas y verduras

Por lo menos dos verduras de color verde intenso (espinaca, berros, etcétera) y dos frutas o verduras de color amarillo oscuro (zanahoria, mango, mamey o papaya). Las frutas y verduras son buena fuente de fibra, vitaminas y nutrimentos inorgánicos (minerales). Los productos frescos son más baratos que las frutas y verduras enlatadas. Otra ventaja de las frutas es que se pueden llevar a cualquier parte (al trabajo, a la escuela o para el camino).

Cereales

Estos productos son principalmente fuente de hidratos de carbono complejos. Se pueden encontrar productos integrales, los cuales nos proporcionan fibra; se recomienda incluirlos poco a poco en la alimentación hasta llegar a consumirlos habitualmente. Además del pan, la tortilla y el arroz, existen productos instantáneos como las hojuelas de maíz y avena que son una buena alternativa para el desayuno. El amaranto es un cereal muy rico que se puede combinar con la fruta, en licuados, con ensalada de verduras frescas y en la sopa, o comerse solo.

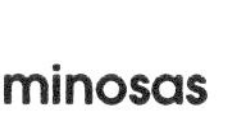

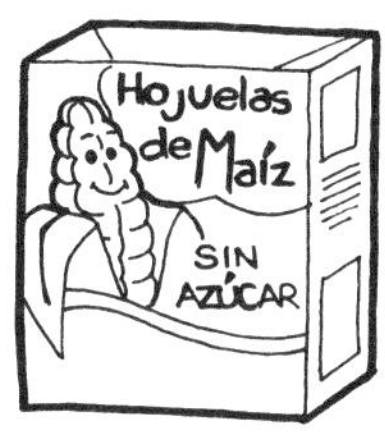

Leguminosas

El frijol, la lenteja y las habas son buenas fuentes de fibra y proteínas, y si se consumen con algún cereal (arroz o tortilla) resulta una excelente combinación.

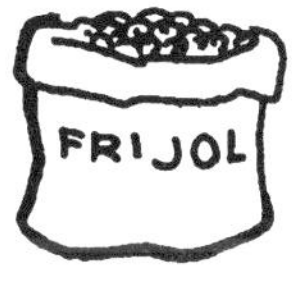

Productos de origen animal

Muchas personas creen que comer grandes cantidades de carne es muy sano; sin embargo, es todo lo contrario. Nosotros la recomendamos en muy pocas cantidades, utilizándola en forma de condimento, como se hace en la comida china, hindú e italiana: en la comida cantonesa se combina arroz, verdura picada y pequeños trozos de pollo o pescado, en la italiana se prepara el espagueti a la boloñesa con pequeñas bolas de carne. Haga el intento y obtendrá muy buenos resultados en su salud. Otra opción es sustituir la carne de res y cerdo por pollo, pescado o leguminosas.

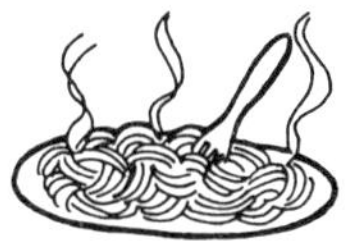

Los embutidos como el jamón, salchicha, salami, etcétera, son productos con grandes cantidades de sal y grasas saturadas, por lo que su consumo es poco recomendable. Es preferible que consuma aquellos elaborados con pollo, pavo o ternera.

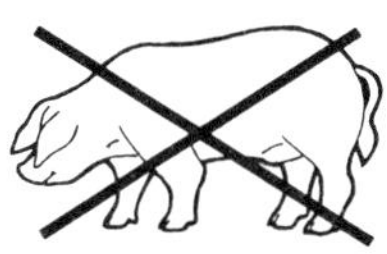

La leche, los productos derivados de este producto y sobre todo los enteros se recomiendan principalmente a niños y jóvenes en desarrollo; en la edad adulta ya no son tan necesarios. Se recomienda consumirlos moderadamente y preferir los productos descremados.

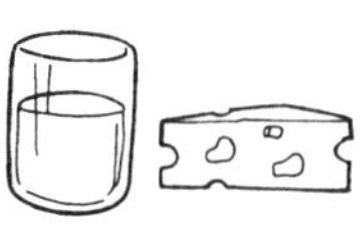

Huevo

Debido a que la yema es muy rica en colesterol, le recomendammos consumir este producto de dos a tres veces por semana. Si tiene el colesterol alto, es recomendable disminuir el consumo a una vez por semana o evitarlo.

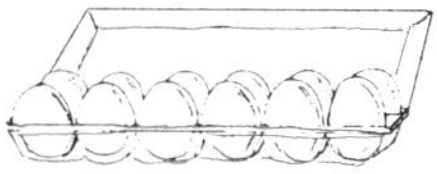

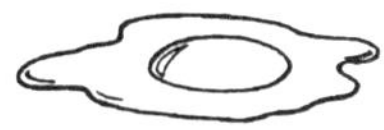

Pescados y mariscos

No todos son caros y algunos productos como las sardinas, el atún, la macarela o el salmón son muy buenos alimentos ya que proporcionan ácidos grasos Omega-3, que ayudan a disminuir la cantidad de colesterol en nuestro organismo. También podemos incluir algunos mariscos no tan dañinos como calamar, pulpo, jaiba, camarón y callo de hacha.

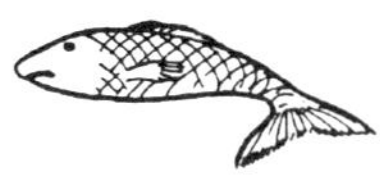

Grasas

Es preferible guisar con aceites vegetales como el aceite de cártamo, maíz, girasol, ajonjolí y oliva, entre otros. La mayonesa común puede sustituirse por mayonesa *light*. Existe un producto en aerosol que es una grasa y también se puede utilizar para preparar platillos. El aguacate proporciona vitaminas y nutrimentos inorgánicos (minerales), además es rico en grasas monoinsaturadas, que son las más recomendables, y puede sustituir a la mayonesa.

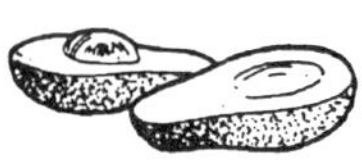

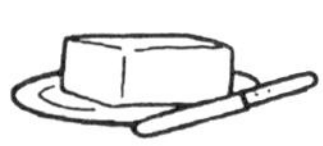

Decídase a hacer pequeños cambios en su alimentación y se dará cuenta de que no es tan difícil. Su salud mejorará notablemente y usted se sentirá mejor. Empiece hoy.

Recetario

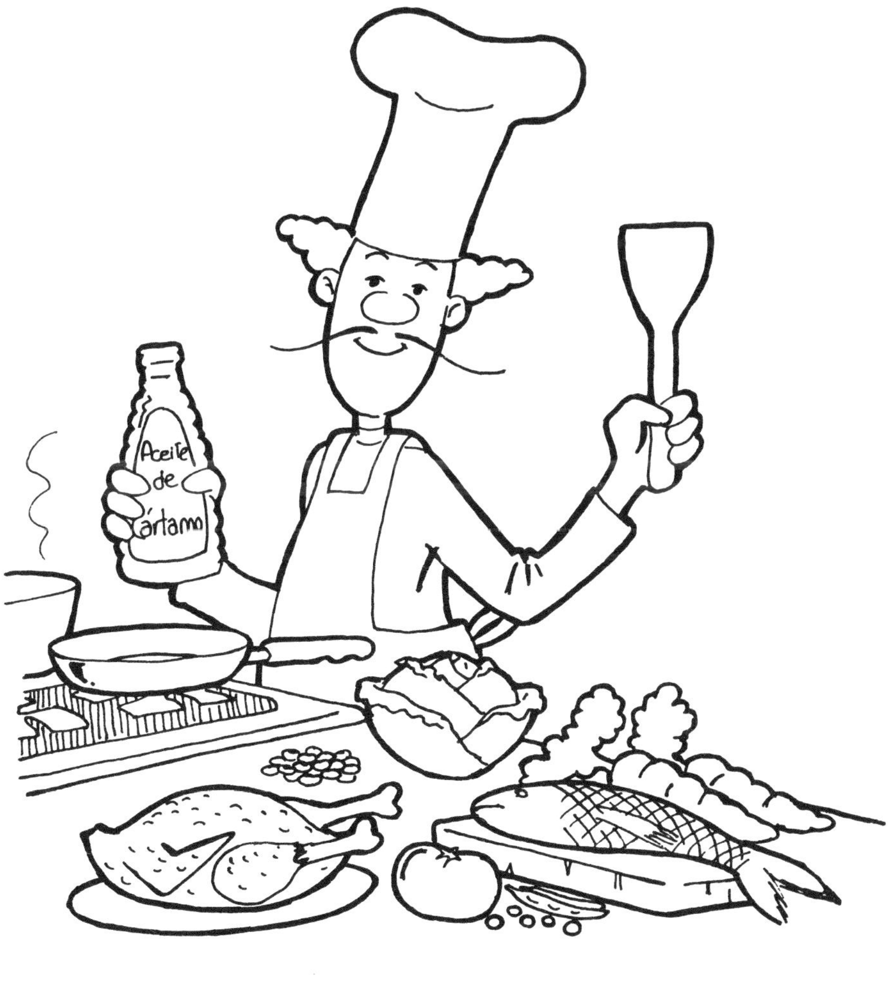

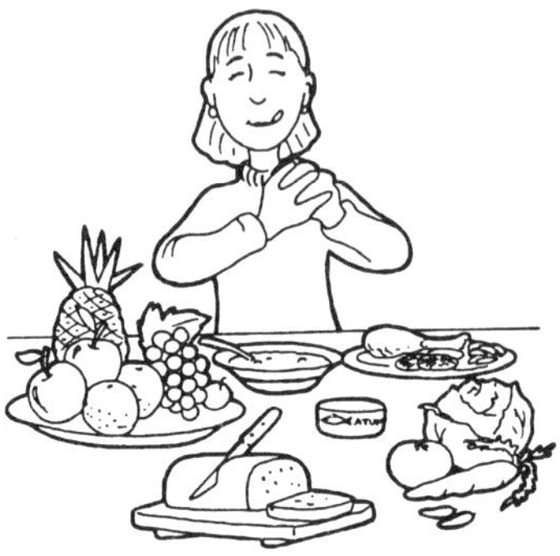

La alimentación es uno de los hábitos más importantes para la humanidad, ya que con ella se desarrollan eventos importantes: se reúnen la familia, los amigos, los seres queridos; se llevan a cabo compromisos o negocios importantes. Comer es un placer para todos los sentidos: olfato, vista, tacto y gusto. Además, es un proceso muy reconfortante ya que en el momento de ingerir los alimentos se experimenta un enorme placer y satisfacción, siempre y cuando la comida y el ambiente sean agradables. Por todo lo anterior, es necesario que nuestra alimentación se lleve a cabo diariamente de manera agradable a los sentidos, que sea variada, equilibrada, completa e inocua, características de una dieta recomendable.

Para que el paciente se involucre por completo en su alimentación, es necesario el conocimiento de algunas técnicas y medidas culinarias, lo cual no quiere decir que necesariamente sea un experto en cocina, sino que es importante conocer las medidas básicas en la preparación de los platillos: una cucharada, una cucharadita, 1 taza, 1/2 taza, 3/4 de taza, 1/4 de taza. Una vez que obtenga la imagen visual de cada una de las medidas, este conocimiento le será útil a la hora de preparar sus platillos preferidos y también para la elaboración de su dieta, utilizando el Sistema de equivalentes, ya que los alimentos se enlistan por peso y medida. De esta manera será más fácil y rápido preparar su dieta.

A continuación le proporcionamos un pequeño recetario* de platillos elaborados con verduras para que los incorpore a su alimentación y haga más variada su dieta.

* Tomado de: *Cuadernos de nutrición,* Instituto Nacional de Nutrición, vol. 11, núm 5, 1989, pp. 45-47; vol. 12, núm. 1, 1989, pp. 45-47; vol. 12, núm. 2, 1989, pp. 46-47; vol. 12, núm. 3, 1989, pp. 45-47; vol. 12, núm. 5, 1989, pp. 46-47; vol. 12, núm. 6, 1989, pp. 43-46; vol. 13, núm. 1, 1990, pp. 38 y 39; vol. 17, núm. 4, 1994, p. 47.

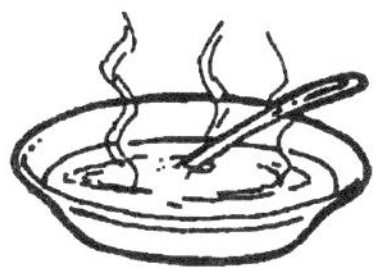

Sopas y cremas (6 raciones)

Sopa de frijol de soya con verduras

INGREDIENTES:

1 taza de frijol soya seco
10 tazas de agua
150 g de jitomate picado
1 taza de apio picado
1 taza de zanahoria picada
1/2 taza de nabo picado
3 cubos de caldo de res
1 hoja de laurel
1 diente de ajo picado
Sal y pimienta al gusto

PREPARACIÓN:

Limpie el frijol soya quitando los granos rotos. En una cacerola ponga dos tazas de agua; cuando hierva añada el frijol, deje en ebullición durante cinco minutos y escurra. Deje el frijol remojando en tres tazas de agua fresca durante toda la noche (máximo 17 horas).

Escurra el frijol y lávelo bajo el chorro de agua. En cinco tazas de agua ponga el frijol a cocer durante 50 minutos en olla de presión (*express*), o una hora y 20 minutos en olla común. Agregue las verduras, las especies y el caldo de res. Ponga a cocer todo junto a fuego lento y sazone. Retire el laurel antes de servir.

Crema de papa

INGREDIENTES:

1/2 kg de papas cocidas
1/2 litro de leche
1/4 de litro de caldo
Consomé y una pizca de pimienta

PREPARACIÓN:

Licue las papas con la leche y agregue el agua. En una cacerola ponga a derretir la mantequilla y añada el licuado, el consomé y la pimienta. Deje hervir durante tres minutos y retire del fuego.

Crema de espinacas con nopales

INGREDIENTES:

10 nopales picados y cocidos
1 manojo de espinacas
1/2 litro de puré de jitomate condimentado
2 cucharadas de mantequilla
3 cucharadas de harina

PREPARACIÓN:

Lave bien las espinacas, desinféctelas y póngalas a hervir. Muela las espinacas cocidas y agréguelas al puré de jitomate.

Aparte, fría la harina en la mantequilla, añada el puré con espinacas y déjelo al fuego hasta que espese. Agregue los nopalitos picados y cocidos. Espolvoree con queso rallado y sirva bien caliente.

Sopa de habas verdes con nopales

INGREDIENTES:

2 tazas de habas verdes peladas y cocidas
1/2 taza de jitomate molido y colado
1 cucharadita de cebolla finamente picada
2 cucharadas de aceite
1 1/2 litros de caldo de pollo
1 taza de nopales cocidos y cortados en cuadritos
Sal y pimienta al gusto

PREPARACIÓN:

Muela las habas cocidas y cuélelas. Aparte, caliente el aceite en una cacerola y sofría la cebolla. Agregue el jitomate molido y colado, sazone con sal y pimienta y deje freír unos minutos. Añada las habas coladas y el caldo de pollo. Deje hervir la mezcla a fuego vivo durante unos 15 minutos hasta que espese un poco. Finalmente, incorpore los nopalitos y sirva.

Sopa de amaranto

INGREDIENTES:

1 taza de caldo, agua o leche
150 g de hojas de amaranto
(se consiguen en el mercado)
15 g de harina de amaranto
2 cucharaditas de cebolla finamente picada
1 cucharada de aceite
sal al gusto

PREPARACIÓN:

Coloque las hojas de amaranto en poca agua durante 7 a 10 minutos. Aparte, fría la cebolla en aceite caliente, retire la cebolla y en el mismo aceite dore la harina de amaranto. Agregue un poco de leche moviendo constantemente durante 10 minutos y añada el resto de la leche. Licue las hojas de amaranto, agréguelas a la leche y sazone al gusto. Sirva caliente.

Ensaladas (8 a 10 raciones)

Aderezo

INGREDIENTES:

1 1/3 tazas de vinagre
1/2 cucharadita de sal
1/2 cucharadita de pimienta
1/4 de cucharadita de mostaza en polvo
1/3 de cucharadita de pimienta
1 diente de ajo
2/3 de taza de aceite de oliva

PREPARACIÓN:

Mezcle todos los ingredientes en un frasco bien tapado. Cuando pase media hora, deje o quite el ajo, según su gusto. Sirva con cualquier ensalada fresca.

Ensalada de verduras

INGREDIENTES:

Use cualquier verdura que guste comer cruda: jícama, pepino, zanahoria, espinaca, lechuga, coliflor, col, etcétera.

PREPARACIÓN:

Lave a chorro de agua y seque con un lienzo. Aderece con limón, vinagre, chile, sal, pimienta, o la especia de su preferencia. Prepare en raciones individuales.

Ensalada deliciosa

Ingredientes:

1 taza de frijol soya cocido
1 taza de frijol bayo cocido
1 taza de aderezo italiano o casero
100 g de salchichas rebanadas
1/2 cebolla
120 g de queso panela en cubos
1 lechuga bien lavada
2 jitomates en gajos
1 aguacate rebanado
Aceite

Preparación:

Limpie el frijol. Ponga a cocer por separado cada tipo de frijol en dos tazas de agua hirviendo durante cinco minutos y escurra. Ponga a remojar las dos clases de frijol en tres tazas de agua durante toda la noche (máximo 17 horas) y escurra. Ponga a cocer ambos frijoles con cebolla, ajo y sal durante 50 minutos en olla de presión o tres horas en olla común, hasta que estén suaves, y escurra. Colóquelos en un recipiente, báñelos con la mitad del aderezo y póngalos en el refrigerador de dos a cuatro horas.

Fría las salchichas hasta que doren. Corte finamente la mitad de la lechuga, la cebolla, el queso y las salchichas y mézclelos con los frijoles. Coloque las hojas de la lechuga restante en una ensaladera y vacíe la mezcla anterior. Adorne con el jitomate y el aguacate. Sirva el resto del aderezo en un recipiente aparte.

Ensalada de nopales con atún

INGREDIENTES:

2 latas de atún en aceite o atún en agua
1 kg de nopales picados y cocidos
1/2 kg de jitomate
1 cebolla mediana
3 chiles cuaresmeños o serranos
1/2 manojo de cilantro bien lavado, desinfectado y finamente picado
1 aguacate para adorno

PREPARACIÓN:

Mezcle los nopales, el jitomate, la cebolla, los chiles y el cilantro en un platón. Agregue el atún desmenuzado (antes se escurre para quitar el exceso de aceite) y mezcle perfectamente. Vacíe la mezcla en un recipiente y adorne con rebanadas de aguacate.

Ensalada de nopales a la mexicana

INGREDIENTES:

1 kg de nopales picados y cocidos
1/2 kg de ejotes picados y cocidos
3 jitomates rebanados
3 rábanos grandes rebanados
1 cebolla picada
2 chiles poblanos en rajas
1 manojo chico de cilantro bien lavado, desinfectado y finamente picado
Vinagreta
Queso rallado al gusto

PREPARACIÓN:

Mezcle bien todos los ingredientes en un recipiente, agregue la vinagreta y adorne con queso rallado.

Ensalada de nopalitos compuestos

INGREDIENTES:

2 kg de nopalitos picados y cocidos
1 kg de jitomates rebanados
4 rabanitos
1 manojo chico de cilantro bien lavado, desinfectado y finamente picado
3 aguacates sin cáscara y rebanados en tiras
2 cebollas en rodajas
4 venas de chile guajillo (opcional)
100 g de queso fresco picado
2 huevos cocidos, rebanados
Vinagreta

PREPARACIÓN:

Rebane el huevo cocido y apártelo. Mezcle el resto de los ingredientes y vacíe la mezcla en una ensaladera. Adorne con las rebanadas de huevo cocido.

Ensalada mixta de nopales

INGREDIENTES:

2 kg de nopales picados y cocidos
2 lechugas deshojadas, bien lavadas y desinfectadas
3 aguacates sin cáscara y cortados en tiras
1/2 kg de ejotes cocidos
1/2 taza de apio picado
6 cebollitas de cambray
Vinagreta

PREPARACIÓN:

Coloque los ingredientes en una ensaladera. Agregue la vinagreta y mezcle bien.

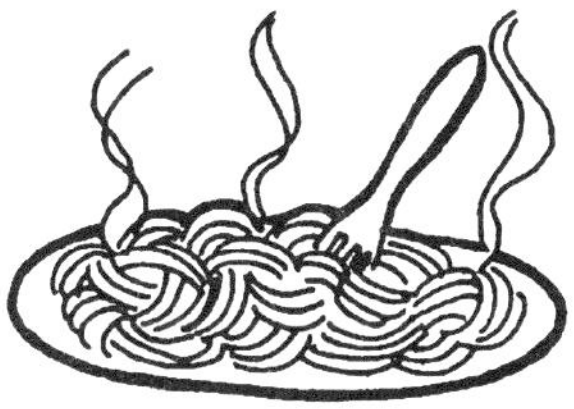

Platillos principales

Espagueti con salsa de champiñones (6 raciones)

INGREDIENTES:

227 g de champiñones
57 g de mantequilla
1 cebolla finamente picada
1 diente de ajo finamente picado
1 taza de crema para batir
3/4 de taza de caldo de verduras
75 g de queso parmesano o queso panela
1 manojo de perejil finamente picado
100 g de jamón de pavo cocido, cortado en tiras
1 caja de espagueti verde o el de su preferencia
1 caja de espagueti amarillo o el de su preferencia
Sal y pimienta

PREPARACIÓN:

Ponga a cocer las dos cajas de espagueti según las instrucciones del paquete.

Rebane los champiñones, dore en mantequilla y retire. Fría la cebolla y el ajo a fuego lento. Agregue la crema, el caldo y póngalos a cocer durante unos 5 minutos. Añada el queso parmesano o queso panela en trozos. Agrege el perejil y el jamón, junto con los champiñones. Sazone con sal y pimienta. Coloque el espagueti cocido en una fuente o, si lo prefiere, en cada plato; después, agrege la salsa y espolvoree con queso parmesano.

Albóndigas de soya (4 raciones)

INGREDIENTES:

30 g de soya texturizada
2 cucharadas de arroz crudo
1/8 de cucharadita de comino
1/2 cucharadita de yerbabuena picada
1/3 de rebanada de pan
1/4 de cucharada de cebolla
200 g de carne de res molida
1 huevo
1/2 cucharadita de sal

PREPARACIÓN:

Hidrate la soya texturizada durante 15 minutos y exprímala. Lave el arroz y póngalo a hervir en una taza de agua durante 10 minutos, escúrralo y guárdelo. Mezcle la carne con la soya texturizada y el arroz. Muela el comino con un poco de agua, la yerbabuena, el pan y la cebolla. Agréguelos a la carne mezclada con la soya. Forme pequeñas bolas y póngalas a cocer en la salsa, procurando que el recipiente esté tapado para evitar la evaporación.

Salsa para albóndigas

INGREDIENTES:

1/2 cebolla picada
1 1/2 cucharada de aceite de soya
1/2 diente de ajo picado
3 jitomates picados*
1/2 cucharadita de sal
1/4 de taza de agua y pimienta al gusto

PREPARACIÓN:

Ponga en agua hirviendo los jitomates durante dos o tres segundos y quíteles las semillas. En una sartén, caliente el aceite de soya y acitrone el ajo y la cebolla picados. Agregue el jitomate picado y sazónelo, añada el agua y deje a fuego lento hasta que tome la consistencia deseada.

*Si usa jitomate fresco, agregue una pizca de azúcar para evitar un sabor ácido.

Soya mole (6 raciones)

INGREDIENTES:

2 tazas de soya texturizada
300 g de mole
5 tazas de agua

PREPARACIÓN:

Ponga el agua en una olla; cuando esté hirviendo agregue el mole y disuélvalo. Añada la soya texturizada y mezcle bien. Deje a fuego lento durante 20 minutos para que la soya hidrate y absorba el sabor del mole.

Hamburguesas (4 raciones)

INGREDIENTES:

1/4 de taza de soya texturizada
3 cucharadas de agua
5 cucharadas de cebolla finamente picada
2 cucharaditas de perejil finamente picado
250 g de carne de res molida
1/4 de cucharadita de pimienta molida
1/2 cucharada de sal
Aceite para freír

PREPARACIÓN:

Hidrate en agua la soya texturizada durante 10 minutos. Escúrrala y exprímala. Mezcle la soya con la carne, agregue todos los ingredientes y deje reposar durante 10 o 15 minutos. Forme las hamburguesas, caliente el aceite en una sartén y fríalas.

Picadillo oriental (6 raciones)

INGREDIENTES:

1 taza de soya
1 taza de agua
6 cucharadas de aceite
1/2 taza de cebolla picada
1 diente de ajo finamente picado
1 taza de papa finamente picada
1/2 taza de calabacita finamente picada
1/2 taza de zanahoria finamente picada
1 taza de puré de jitomate
2 hojas de laurel
Chile serrano al gusto
Consomé en polvo, sal y pimienta al gusto

PREPARACIÓN:

Hidrate en una taza de agua la soya texturizada y espere cerca de 15 minutos para que se suavice. Retire el agua sobrante. Caliente tres cucharadas de aceite y fría la soya texturizada con el consomé en polvo durante unos minutos a fuego medio, moviendo constantemente.

Aparte, acitrone la cebolla y el ajo en tres cucharadas de aceite; añada las verduras, déjelas cocer y agregue el puré de jitomate con un poco de agua. Añada la soya texturizada a la salsa, sazone con sal, pimienta y laurel. Tape toda la mezcla, déjela cocer durante 10 minutos y sirva.

Atún gratinado (4 raciones)

Ingredientes:

2/3 taza de soya texturizada
1 lata de atún
2/3 de taza de cebolla finamente picada
1/4 de pimiento morrón picado
2 cucharadas de margarina
2/3 de taza de mayonesa baja en grasa
1 taza de yogurt bajo en grasa
1/4 de taza de pan molido
1/4 de taza de queso rallado

Preparación:

Hidrate la soya texturizada en media taza de agua durante 15 minutos. Escurra y exprima. Desmenuce el atún y mézclelo con la soya. En una sartén derrita la margarina y sofría la cebolla y el pimiento morrón. Mezcle todo y añada la mayonesa y el yogurt. Engrase un refractario, vacíe la mezcla y espolvoréela con pan molido y queso rallado. Hornee a 175 °C durante 20 minutos.

Tortas de avena

INGREDIENTES:

2 tazas de avena
1 taza de leche
1/2 taza de queso rallado
1/4 de taza de cebolla picada
2 cucharadas de perejil picado
1 diente de ajo picado
2 huevos batidos
2 tazas de puré de jitomate condimentado
Aceite para freír
Sal y pimienta al gusto

PREPARACIÓN:

Mezcle la avena, la leche, el queso, la cebolla, el perejil, el ajo y los huevos. Caliente el aceite. Forme tortitas con la mezcla y fríalas hasta que se doren. Deje escurrir sobre papel absorbente. Caliente el puré de jitomate y añada las tortitas. Sazone con sal y pimienta, y sirva.

Chilacas con queso

INGREDIENTES:

15 chilacas
250 g de queso panela en trozos
1 jitomate
1 cebolla en rebanadas delgadas
1 taza de leche descremada
1 taza de crema (o crema vegetal)
Sal al gusto
Aceite para freír

PREPARACIÓN:

Ase, pele y desvene las chilacas. Córtelas en rajas. Pele y rebane el jitomate. Acitrone la cebolla y agregue el jitomate y las rajas. Tape la sartén y cueza a fuego medio durante 10 minutos. Añada la leche, la crema, la sal y media taza de agua. Deje hervir durante 10 minutos más. Agregue los trozos de queso antes de servir y espere a que se derrita.

Omelette a las hierbas finas (5 raciones)

INGREDIENTES:

1 cucharada sopera de aceite
6 huevos
6 cucharadas soperas de agua fría
1 pizca de pimienta negra
Mejorana
Mostaza
Pimienta roja
Estragón
Perejil
Cebollín

PREPARACIÓN:

Bata los huevos ligeramente con un tenedor. Agrégueles el agua y las especies y condimentos. Ponga el aceite en una sartén, cubriendo todo el fondo. Cuando esté caliente añada los huevos batidos ya condimentados y baje la flama. Para que el omelette vaya tomando cuerpo, levante de vez en cuando las orillas con una espátula, permitiendo que pase el líquido por debajo. Cuando haya quedado completamente formado el omelette, voltee las orillas hacia el centro, de manera que quede enrollado. Póngalo sobre un platón y sírvalo bien caliente.

Filete de pescado al horno (5 raciones)

Ingredientes:

5 filetes de pescado
1 cucharada sopera de perejil picado
1 cucharada sopera de margarina sin sal
1 cucharada sopera de harina
5 rodajas de limón

Preparación:

Engrase con la margarina un recipiente refractario de poca profundidad y vaya colocando los filetes de pescado. Cúbralos con harina cernida. Sobre cada filete ponga perejil y una rodaja de limón. Tape el recipiente con papel estaño y hornee a 190 °C durante 20 minutos.

Nopales asados

INGREDIENTES:

1 docena de nopales tiernos
1 cucharada de aceite
1 cebolla mediana en rodajas
300 g de queso panela
Sal al gusto

PREPARACIÓN:

Precaliente el horno a 300 °C (también se puede hacer en el comal o en la sartén). Coloque un trozo de queso sobre cada nopal y ponga encima otra penca de nopal, a manera de emparedado. Coloque en un molde los nopales con la cebolla en rodajas y sal al gusto; rocíe los nopales con el aceite. Hornee hasta que estén bien cocidos.

Si los hace en la sartén, coloque los nopales con el aceite y la sal hasta que se cuezan de un lado; después voltéelos, añada la cebolla y espere hasta que estén bien cocidos.

Nopalitos con tortas de camarón

INGREDIENTES:

20 nopales cortados en tiras y cocidos
6 papas picadas y cocidas
2 tazas de camarón seco, limpio y molido
2 claras de huevo a punto de turrón
1/2 litro de caldo
1/2 taza de cacahuates pelados y tostados
1/2 taza de ajonjolí tostado
10 cucharadas de aceite*
3 chiles mulatos (opcional)
1 bolillo
2 clavos
2 pimientas
1 tortilla
1 raja de canela
3 dientes de ajo
1 cebolla chica
Sal al gusto

PREPARACIÓN:

Agregue el polvo de camarón a las claras a punto de turrón; mezcle perfectamente. Con una cuchara grande tome un poco de esta mezcla para formar las tortitas y fría en aceite bien caliente. Aparte, fría los cacahuates, la tortilla en trozos, el bolillo y el ajonjolí. Escurra todo sobre un papel absorbente y muela junto con el ajo, la cebolla, los chiles y las especias, agregando el agua necesaria. Nuevamente fría la mezcla y agregue el caldo para que adquiera el espesor necesario. Añada las papas, los nopales y sal al gusto. Deje hervir. Al servir agregue las tortitas de camarón.

*Para freír los alimentos puede utilizar los productos en aerosol que sustituyen al aceite, de esta manera evita el exceso de grasa.

Budín de flor de calabaza

INGREDIENTES:

15 tortillas cortadas en cuadritos
4 cucharadas de aceite
1/2 kg de flor de calabaza limpia
2 cucharadas de cebolla picada
1 diente de ajo
1 rama de epazote
2 chiles poblanos en rajas
1/4 de litro de crema
1/2 taza de queso Oaxaca o manchego rallado
(es preferible el consumo de quesos
bajos en grasa:
el queso Oaxaca y el requesón son una opción)
Sal al gusto

PREPARACIÓN:

Guise la flor de calabaza con ajo, cebolla, epazote y rajas. Deje cocer durante 10 minutos a fuego lento. Aparte, caliente el aceite y dore en él las tortillas. En un molde coloque una capa de tortilla frita, luego una capa de flor de calabaza y vierta crema encima. Vaya colocando sucesivamente capas de tortilla, flor y crema, hasta terminar con una capa de crema. Espolvoree una capa de queso y hornee para que se gratine. Sirva bien caliente.

Postres

Tartaleta de queso y frutas (8 raciones)

INGREDIENTES PARA LA BASE:

3/4 de taza de harina
50 g de margarina vegetal
Agua (por cucharadas), la necesaria

INGREDIENTES PARA EL RELLENO:

1 3/4 de tazas de queso cottage
3/4 de taza de yogurt natural
Ralladura de la cáscara de un limón
1 sobre de gelatina sin sabor
1/4 de taza de agua
15 sobres de aspartame
Fruta: kiwi, durazno, mango, fresa, naranja, uva (puede sustituirse por otras frutas de temporada)
Kilocalorías por ración con aspartame: 157
Kilocalorías por ración con azúcar: 214

PREPARACIÓN DE LA BASE:

Mezcle con dos tenedores la harina con la margarina. Cuando tenga consistencia arenosa, agregue poco a poco el agua hasta formar una masa. Extienda y cubra un molde para pay. Pique con un tenedor la superficie y hornee a 190 °C por 25 minutos. Saque y deje enfriar.

PREPARACIÓN DEL RELLENO:

Mezcle la gelatina con el agua, espere 2 minutos y ponga en baño María hasta que se licue. Mezcle con todos los ingredientes (yogurt, cottage, ralladura y 13 sobres de aspartame) en el procesador de alimentos o en una licuadora. Vacíe sobre la base hasta que cuaje. Espolvoree con los sobres de edulcorante. Para decorar, pele y rebane el kiwi y un durazno (o la fruta elegida) en gajos delgados. Coloque el primero alrededor de la tartaleta y el segundo en el centro, a manera de rehilete.

Delicias de almendra (6 raciones)

INGREDIENTES:

4 tazas de agua
12 cucharadas de leche en polvo descremada
28 sobres de edulcorante
1 cucharadita de esencia de almendras
2 sobres de gelatina sin sabor
6 almendras cortadas en rebanadas delgadas
y ligeramente tostadas
Kilocalorías por ración con aspartame: 116
Kilocalorías por ración con azúcar: 271

PREPARACIÓN:

Mezcle la gelatina en media taza de agua. En el resto del agua diluya la leche y póngala al fuego. Retírela antes de que suelte el hervor. Añada la gelatina, la esencia y el aspartame; incorpore perfectamente. Vacíe en un recipiente rectangular y refrigere hasta que cuaje. Pártala en triángulos, sirva en recipientes hondos y adorne cada ración con las almendras.

Mousse rosa mexicano (6 raciones)

INGREDIENTES:

1 1/2 tazas de fresas machacadas
3 fresas grandes para decorar
2 cucharadas de jugo de naranja
1 sobre de gelatina sin sabor
1/4 de taza de agua
1/2 taza de media crema congelada durante 2 horas
1/2 taza de yogurt natural
15 sobres de aspartame
12 cucharadas de salsa de fresa (se hace con fresa natural y aspartame)
Kilocalorías por ración con aspartame: 245
Kilocalorías por ración con azúcar: 301

PREPARACIÓN:

Mezcle la gelatina con el agua, espere 5 minutos y póngala a baño María hasta que se licue. Muela las fresas, el jugo de naranja, la gelatina licuada y el aspartame. Bata la crema y el yogurt juntos hasta que esponjen ligeramente; agregue las fresas poco a poco, hasta que todos los ingredientes queden bien mezclados.

Unte ligeramente con aceite 6 recipientes para flan. Ponga en el fondo de cada uno media fresa y vacíe en ellos la preparación; refrigere hasta que cuaje. Al servir, decore el mousse con una cucharada de salsa de fresa.

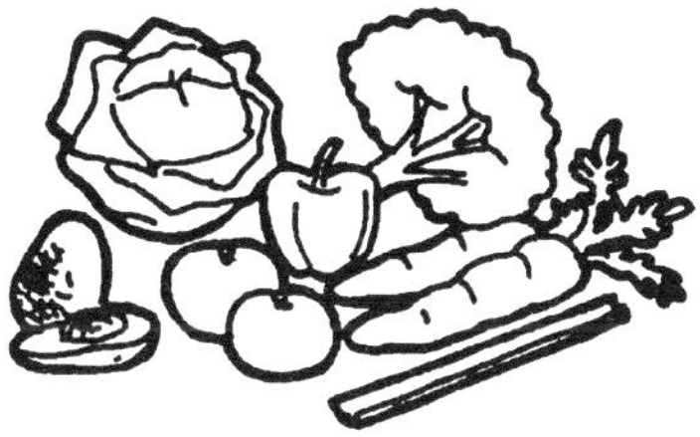

Menúes

La fibra es uno de los alimentos que ayuda a disminuir los niveles de glucemia y a mantener una buena digestión. Por ello le proporcionamos algunos ejemplos de menúes ricos en fibra. Cada menú aporta aproximadamente de 30 a 40 gramos de fibra dietética, cubriendo así los requerimientos diarios de fibra.

Menú número 1

DESAYUNO:

Manzana
Enfrijoladas
Salsa verde
Leche descremada o té

COMIDA:

Sopa de zanahoria
Pescado empapelado o asado
Ensalada de brócoli y coliflor
Pan de salvado de trigo (pan integral)

COLACIÓN (REFRIGERIO):

Palomitas de maíz (rosetas)

CENA:

Mandarina en gajos
Tacos de nopales
Frijoles refritos
Leche descremada o té

Menú número 2

DESAYUNO:

Naranja en gajos
Huevo revuelto con cáscara de papa
Salsa de jitomate
Tortillas de maíz
Leche o té

COMIDA:

Sopa de lentejas
Pechuga de pollo asada
Espinacas al ajillo
Puré de manzana
Tortillas de trigo integral
Guayabas

COLACIÓN (REFRIGERIO):

Manzana con cáscara

CENA:

Fresas con yogurt
Quesadillas con queso y flor de calabaza
Ensalada de verdolagas
Leche descremada o té

Menú número 3

DESAYUNO:

Toronja en gajos
Chilaquiles verdes
Frijoles
Leche descremada o té

COMIDA:

Arroz a la mexicana con chícharos y ejotes
Carne a la tampiqueña
Ensalada de lechuga y jitomate
Manzana entera con cáscara

COLACIÓN (REFRIGERIO):

Naranja en gajos

CENA:

Jitomate relleno de atún con verduras cocidas al vapor o crudas
Plátano al horno
Leche descremada o té

La cantidad recomendable de fibra dietética es de 25 a 35 g diariamente. Para consumir esta cantidad de fibra, le recomendamos incluir en cada una de las comidas habituales alimentos de todos los grupos, dando preferencia a las leguminosas, los cereales integrales, las frutas y verduras con cáscara.

Los menúes que aquí presentamos fueron elaborados de acuerdo con las costumbres dietéticas de la población mexicana; sin embargo, se pueden hacer modificaciones en el tipo de alimento utilizando la lista de equivalentes.

En los ejemplos no especificamos la cantidad de cada alimento, ya que el requerimiento de calorías es individual. De acuerdo con la dieta prescrita por el nutriólogo, el paciente podrá especificar dicha cantidad, utilizando la lista de equivalentes.

Anexos

Guía de equivalentes*

Este sistema divide los alimentos en ocho grupos. En cada grupo de alimentos, el peso de cada ración es neto, es decir, el alimento fue pesado sin cáscara, semillas ni huesos. El peso de los alimentos que se consumen cocidos o guisados está calculado considerándolos ya cocidos o guisados, pues al cocinarse pierden agua (carne o pescado) o la absorben (arroz o frijol).

El peso de todos los alimentos se expresa en gramos (g).

Algunos grupos de alimentos tienen la indicación de omitir uno o dos equivalentes de grasa en el cálculo total (cereales con adición de grasa y productos de origen animal con alto contenido de lípidos), es decir, si en su dieta le prescriben 2 equivalentes de grasa (lípidos) en el desayuno y usted decide consumir una ración de tamal, deberá restar un equivalente de grasa, quedando así sólo un equivalente de grasa para el resto del desayuno.

A continuación, los alimentos y sus valores, según su grupo, a saber:

1. Cereales y tubérculos.
2. Leguminosas.
3. Productos de origen animal.
4. Leche.

*Tomada de: Pérez de G., Ana B., "Tablas de equivalentes para la guía de alimentación diaria", en: *Cuadernos de Nutrición*, Instituto Nacional de Nutrición, vol. 17, núm. 3, pp. 30-41.

5. Frutas.
6. Verduras.
7. Lípidos.
8. Azúcares (este último fue omitido).

Incluimos también una lista de los alimentos que continen cantidades mínimas de calorías, así como los equivalentes de algunas preparaciones de consumo frecuente.

1. Cereales y tubérculos. Cada ración de este grupo proporciona en promedio 70 kilocalorías, 15 gramos de hidratos de carbono, 2 gramos de proteína y cantidades mínimas de lípidos.

Tipo de alimento	*Ración*	*Peso (g)*
Bolillo con migajón	1/3 pieza	25
Bolillo sin migajón	1/2 pieza	25
Pan de caja	1 rebanada	20
Pan integral	1 rebanada	20
Medias noches	1/2 pieza	25
Bollo para hamburguesa	1/2 pieza mediana	25
Harina de trigo integral	2 1/2 cucharadas	21
Harina de trigo	2 cucharadas	20
Harina de maíz	2 cucharadas	20
Harina de arroz	1 1/2 cucharada	17
Maizena	2 cucharadas	18
Tortilla chica	1 pieza	20
Cereales instantáneos		
Arroz inflado	1/2 taza	17
Hojuelas de avena secas	2 cucharadas soperas	20
Hojuelas de maíz	3/4 de taza	15
Hojuelas de maíz azucaradas	1/2 taza	16
Burbujas de maíz azucaradas	3/4 de taza	19
Cereal de salvado de trigo	1/2 taza	20
Maíz palomero inflado	3 tazas	21

Tipo de alimento	*Ración*	*Peso (g)*
Cereales cocidos		
Arroz	½ taza	100
Avena	½ taza	100
Cebada	½ taza	100
Crema de trigo	½ taza	100
Papa	½ taza o ⅔ papa	85
Elote grano	½ taza	50
Pasta para sopa	½ taza	100
Tapioca	½ taza	100
Galletas		
De soda	3 piezas	20
Habanera	3 piezas	20
Marías o animalitos	4 piezas	20
Salada tamaño estándar	2 piezas	20
Cereales con adición de grasa Cuando elija uno de estos alimentos, deberá omitir un equivalente de grasa en el cálculo total.		
Tamal	1/2 pieza mediana	80
Hot cakes	1/2 pieza mediana	70
Bisquet	1/2 pieza mediana	35
Galletas de mantequilla	3 piezas chicas	20
Arroz guisado	1/2 taza	

2. Leguminosas. Cada equivalente de leguminosas contiene 18 gramos de hidratos de carbono, 6 gramos de proteína, 1 gramo de lípidos y 105 calorías.

Tipo de alimento	*Ración*	*Peso (g)*
Chícharos secos	1/4 taza	50
Habas secas	1/4 taza	50
Frijol	1/4 taza	50
Lentejas	1/4 taza	50
Garbanzo	1/4 taza	50
Soya texturizada (hidratada)	2/3 taza	60

3. Productos de origen animal. Un equivalente de carne contiene 7 gramos de proteína, 5 gramos de lípidos y 75 kilocalorías.

Tipo de alimento	*Ración*	*Peso (g)*
Huevo		
Huevo entero	1 pieza	50
Clara de huevo	2 piezas	6
Tipo de alimento	*Ración*	*Peso (g)*
Aves		
Pollo	*	40
Pavo	*	35
Codorniz	*	35
Conejo		
Carne magra	*	35
Cerdo		
Lomo, espaldilla, jamón cocido de lomo	*	35
Chicharrón magro	*	12
Pescados y mariscos		
Pescados y mariscos frescos	*	35
Congelados o ahumados	*	35
Sardina drenada	1 pieza grande o 2 chicas	
Atún drenado	$^1/_4$ de taza	
Charales secos	*	10
Bacalao seco	*	15
Vísceras		
Mollejas	*	40
Sesos	*	70
Hígado	*	30
Corazón y riñón	*	40
Tripas de res	*	50
Lengua	*	40

*Hemos omitido el número de piezas o el equivalente a una ración, debido a que la relación entre su tamaño y su peso varía demasiado, y esto impide establecer un estándar.

Tipo de alimento	*Ración*	*Peso (g)*
Cordero		
Pierna, lomo	*	35
Espaldilla y costilla	*	35
Ternera		
Pierna, lomo, espaldilla y costilla	*	35
Pecho	*	40
Gusanos de maguey	*	40
Quesos		
Parmesano	2 ½ cucharadas soperas	15
Añejo, Oaxaca		30
Cottage, requesón o queso fresco	4 cucharadas soperas	60
Productos de origen animal con alto contenido de lípidos Proporciona un equivalente más de grasa, excepto que su médico especifique otra cosa.		
Huevo		
Yema de huevo	2 piezas	40
Res		
Costilla, molida comercial, espaldilla, retazo, pecho	*	45
Chambarete, agujas, pescuezo y lomo	*	45
Cortes americanos: *T-bone, sirloin, rib eye, prime rib, New York*	*	45
Cerdo (omitir dos equivalentes de grasa)		
Chuleta, molida, pierna	*	45
Jamón serrano	*	45
Manitas de cerdo	*	45
Pescados		
Atún en aceite	¼ taza	30

Tipo de alimento	*Ración*	*Peso (g)*
Vísceras		
Ubre	*	45
Menudo (panza)	*	100
Moronga (omitir dos equivalentes de grasa)	*	45
Quesos		
Chihuahua	*	25
Camembert, cheddar, suizo, chester y gruyere	*	30
Amarillo	*	20
Cordero		
Pecho	*	45
Embutidos		
Salchicha	1 pieza	50
Jamón		45
Mortadela (eliminar dos equivalentes de grasa)	*	55
Salami (eliminar dos equivalentes de grasa)	*	55
Queso de puerco (eliminar tres equivalentes de grasa)	*	50
Chorizo		30

4. Leche. Cada equivalente proporciona 9 gramos de hidratos de carbono, 9 gramos de proteína, 8 gramos de lípidos y 145 kilocalorías.

Tipo de alimento	*Ración*	*Peso (g)*
Lácteos		
Jocoque	1 taza	240
Leche descremada (agregar un equivalente más de lípidos)	1 taza	240
Leche entera	1 taza	240
Leche entera en polvo	3 cucharadas soperas	30
Leche evaporada	½ taza	120
Yogurt natural	1 taza	240
Yogurt de sabor (omitir 4 equivalentes de azúcar)	1 taza	240

5. Frutas y equivalentes. Un equivalente de fruta proporciona 10 gramos de hidratos de carbono y un promedio de 40 kilocalorías.

Tipo de alimento	*Ración*	*Peso (g)*
Capulín	50 piezas	70
Cereza	10 piezas	100
Ciruela	2 piezas	50
Ciruela pasa	2 piezas	25
Chabacano mediano	3 piezas	90
Chico zapote	1 pieza	50
Chirimoya		175
Durazno mediano	1 pieza	70
Fresa	18 piezas	200
Granada de castilla	5 cucharadas de grano	100
Granada china mediana	2 piezas	100
Guayaba mediana	1 pieza	75
Higo fresco grande	2 piezas	50
Jícama mediana	½ pieza	125
Lima grande	1 pieza	200

Tipo de alimento	*Ración*	*Peso (g)*
Limón real	1 pieza	200
Mamey	1/4 taza	60
Mandarina	1 pieza	100
Manzana chica	1 pieza	100
Mango chico	1/2 pieza	60
Melón	1 rebanada	160
Naranja chica	1 pieza	100
Naranja jugo	1/3 taza	
Nectarina	1 pieza chica	80
Papaya	1 rebanada	150
Pera o perón chico	1 pieza	75
Piña	1 rebanada	75
Piña jugo	1/3 taza	75
Pitahaya chica	1 pieza	100
Plátano chico	1/2 pieza	60
Plátano macho	1/2 pieza	15
Sandía	1 rebanada	250
Toronja chica	1/2 pieza	125
Toronja jugo	1/2 taza	100
Tuna grande	2 piezas	150
Uvas	18 piczas	75
Uva jugo	1/3 taza	60
Zap	1 pieza	70
Zarzamora	1/2 taza	100

6. Verduras. Cada equivalente de verduras proporciona 5 gramos de hidratos de carbono, 2 gramos de proteínas y 25 kilocalorías.

UNA TAZA DE:	MEDIA TAZA DE:
Acelgas, alcachofas, apio, berros, brócoli, calabacita criolla, col, coliflor (sin tallos), colinabo, chilacayote, ejote tierno, espinacas, espárragos (tallos), flor de calabaza, hongos, jitomate, lechuga, malva, nabo, nopales, papaloquelite, pepino, rabanitos, romeritos, tomate, verdolagas y xoconostle.	Betabel, berenjena, calabaza, cebolla, coles de bruselas, chile poblano, chícharo fresco (vaina), espárragos (puntas), flor de garambullo, flor de maguey, flor de yuca, germinado de soya, guaje verde, haba verde, hojas de chaya, hojas de nabo, huauzontle, poro, puré de jitomate, quelites, quintoniles (bledo), salsifí, yerbamora y zanahoria.

7. Lípidos. Una ración de lípidos contiene un promedio de 45 kilocalorías, 5 gramos de lípidos y cantidades mínimas de hidratos de carbono y proteínas.

Tipo de alimento	*Ración*	*Peso (g)*
Aceite, manteca, mantequilla y margarina	1 cucharada	5
Crema, queso crema	1 cucharadita	15
Tocino	1 rebanada	10
Pepitas	1 cucharada	10
Semillas de girasol	1 cucharada	13
Ajonjolí	1 cucharada	10
Paté de hígado de cerdo o pato	1 cucharada	11
Mayonesa	1 cucharada	14
Aguacate	½ pieza pequeña	30
Cacahuate	6 semillas	10
Nueces	2 piezas completas	11
Almendras	10 semillas	10
Avellanas	7 semillas	8

Tipo de alimento	*Ración*	*Peso (g)*
Piñones	4 semillas	10
Pistaches	4 semillas	10
Aceitunas	*	20
Chorizo frío	*	13
Sustituto de leche en polvo	2 sobres	8

Alimentos que contienen cantidades mínimas de calorías

- Agua mineral
- Agua quinada
- Café de grano o soluble (instantáneo) sin azúcar
- Infusión de té u otras yerbas sin azúcar
- Especies y condimentos: pimienta, orégano, laurel, azafrán, epazote, clavo, perejil, cilantro, comino, mejorana, tomillo, curry, etcétera.
- Polvos para hornear
- Vinagre
- Ablandadores para carne
- Salsa inglesa y salsa de soya
- Salsas picantes
- Consomé en cubo o en polvo y caldos caseros desgrasados
- Chiles, limón, semillas de mostaza

Equivalentes de algunas preparaciones de consumo frecuente

Alimento	*Cantidad*	*Equivalentes*
Atole con agua	1 taza	1 equivalente de cereales y tubérculos (t.)
Torta de tamal	1 pieza	5 equivalentes de cereales y t., 3 equivalentes de grasa
Hamburguesa	1 pieza	2 equivalentes de cereales y t., 1 equivalente de productos de origen animal y 2 equivalentes de grasa
Hamburguesa con queso	1 pieza	2 equivalentes de cereales y t., 2 equivalentes de productos de origen animal y 2 equivalentes de grasa.
Papas a la francesa	70 g	2 equivalentes de cereales y t., y 2 equivalentes de grasa
Pizza	1 rebanada	1 equivalente de productos de origen animal, 1 equivalente de cereales y t., y 1 equivalente de grasa
Taco al pastor	2 piezas	2 equivalentes de cereales y t., 2 equivalentes de productos de origen animal y 2 equivalentes de grasa
Taco de carne	2 piezas	2 equivalentes de cereales y t., 2 equivalentes de productos de origen animal y 2 equivalentes de grasa
Torta de carne	1 pieza	3 equivalentes de cereales y t., 2 equivalentes de productos de origen animal y 1 equivalente de verdura

Peso ideal para mujeres adultas

Estatura (m)	*Peso mínimo recomendado*	*Peso promedio*	*Peso máximo recomendado*
1.42	41.48	45.11	48.73
1.43	41.96	45.67	49.37
1.44	42.44	46.23	50.01
1.45	42.92	46.78	50.64
1.46	43.39	47.34	51.28
1.47	43.88	47.90	51.92
1.48	44.36	48.46	52.55
1.49	44.84	49.02	53.19
1.50	45.32	49.58	58.83
1.51	45.79	50.14	54.47
1.52	46.26	50.69	55.11
1.53	46.74	51.25	55.74
1.54	47.23	51.81	56.38
1.55	47.70	52.36	57.02
1.56	48.18	52.92	57.65
1.57	48.96	52.48	58.29
1.58	49.14	54.04	58.93
1.59	49.58	54.60	59.57
1.60	50.01	55.16	60.21
1.61	51.53	55.72	60.84
1.62	51.05	56.27	61.48
1.63	51.53	56.83	62.08
1.64	52.01	57.39	62.67
1.65	52.48	57.94	63.35
1.66	52.96	58.50	64.03
1.67	53.44	59.06	64.47
1.68	53.92	59.62	65.31
1.69	54.40	60.18	65.95
1.70	54.88	60.74	66.59

*Fuente: Casillas, O.E. y L.A. Vargas, "Cuadros de peso y talla para adultos mexicanos", en *Archivo de Investigación Médica,* núm. 11, pp. 157-173, 1980.

Peso ideal para hombres adultos*

Estatura (en m con zapatos)	*Esqueleto leve*	*Esqueleto medio*	*Esqueleto pesado*
1.60	52.2-55.8	54.9-60.3	58.5-65.3
1.61	52.7-56.3	55.4-60.9	59.0-66.0
1.62	53.2-56.9	55.9-61.4	59.6-66.7
1.63	53.8-57.4	56.5-61.9	60.5-67.5
1.64	54.3-57.9	57.0-62.5	60.7-68.2
1.65	54.9-58.5	57.6-63.0	61.2-68.9
1.66	55.4-59.2	58.1-63.7	61.7-69.6
1.67	55.9-59.9	58.6-64.4	62.3-70.3
1.68	56.6-60.6	59.2-65.1	62.9-71.1
1.69	57.2-61.3	59.9-65.8	63.6-72.0
1.70	57.9-62.0	60.7-66.6	64.3-72.9
1.71	58.6-62.7	61.4-67.4	65.1-73.8
1.72	59.4-63.4	62.1-68.3	66.0-74.1
1.73	60.1-64.2	62.8-69.1	66.9-75.5
1.74	60.8-64.9	63.5-69.9	67.6-76.2
1.75	61.5-65.6	64.2-70.6	68.3-76.9
1.76	62.2-66.4	64.9-71.3	69.0-77.6
1.77	62.9-67.3	65.7-72.0	69.7-78.4
1.78	63.6-68.2	66.4-72.8	70.4-79.1
1.79	64.4-68.9	67.1-73.6	71.2-80.0
1.80	65.1-69.6	67.8-74.5	71.9-80.9
1.81	65.8-70.3	68.5-75.4	72.7-81.8
1.82	66.5-71.0	69.2-76.3	73.6-82.7
1.83	67.2-71.8	69.9-77.2	74.5-83.6
1.84	67.9-72.5	70.7-78.1	75.2-84.5
1.85	68.6-73.2	71.4-79.0	75.9-85.4
1.86	69.4-74.0	72.1-79.9	76.7-86.2
1.87	70.1-74.9	72.8-80.8	77.6-87.1
1.88	70.8-75.8	73.5-81.7	78.5-88.0
1.89	71.5-76.5	74.4-82.6	79.4-88.9
1.90	72.2-77.2	75.3-83.5	80.3-89.8
1.91	72.9-77.9	76.2-84.4	81.1-90.7
1.92	73.6-78.6	77.1-85.3	81.8-91.6
1.93	74.4-79.3	78.0-86.1	82.5-92.5

*Fuente: Casillas, O.E. y L.A. Vargas, "Cuadros de peso y talla para adultos mexicanos", en *Archivo de Investigación Médica,* núm. 11, pp. 157-173, 1980.

Requerimiento energético por edad y actividad física

Fórmula para calcular el requerimiento calórico diario:

kilocalorías por día = kilocalorías por edad y actividad física × peso ideal

Edad y actividad física	*Kilocalorías/kg peso ideal*
Niños	
0-12 meses	120
1-10 años	80-100
Mujeres jóvenes	
11-15 años	35
Mayores de 16 años	30
Hombres jóvenes	
11-15 años	50-80
16-20 años • Físicamente muy activo • Actividad física promedio • Sedentario	 50 40 30
Adultos	
Hombres y mujeres físicamente muy activos	30
La mayoría de las mujeres, hombres sedentarios y adultos menores de 55 años	28
Mujeres embarazadas	
Primer trimestre	28-32
Segundo y tercer trimestres	36-38
Durante la lactancia	36-38

Referencia: reproducido con permiso de *Nutrition Guide for Professional Diabetes Education and Meal Planning*, Copyright 1988, American Diabetes Association, Inc.

Glosario

Aspartame. Endulzante elaborado con ingredientes como los que se encuentran en los alimentos naturales. Es un sustituto del azúcar bajo en calorías.

Ateroesclerosis. Enfermedad caracterizada por el endurecimiento de las arterias debido a la formación de ateromas. Se asocia con el consumo de alimentos con un alto contenido de colesterol y de lípidos saturados.

Azúcares refinados. Provienen de la caña de azúcar. Comúnmente conocidos como azúcar común o refinada, son utilizados para endulzar y elaborar diferentes alimentos, sobre todo postres.

Calorías. (Vea kilocalorías.)

Célula. Es la estructura básica de todos los organismos, en ella se llevan a cabo procesos involucrados en el aprovechamiento de los nutrimentos, sustancias que provienen de la digestión de los alimentos. En términos sencillos, un conjunto de células forma tejidos y los tejidos forman órganos (corazón, estómago, páncreas, etcétera) del cuerpo humano.

Colación. Porción de alimento más pequeña que las comidas principales (desayuno, comida y cena). Es recomendada entre las comidas principales, es decir, entre el desayuno y la comida y entre la comida y la cena, y utilizada con diferentes fines preventivos o terapéuticos.

Colesterol. Es un tipo de lípido abundante en los animales. El hombre es capaz de sintetizar su propio colesterol, de esta manera el organismo lo utiliza como precursor de hormonas e interviene en la síntesis de la vitamina D y los ácidos biliares. Su exceso en la dieta suele asociarse con la presencia de enfermedades de lenta evolución como la ateroesclerosis. Los alimentos que contienen mayor cantidad de colesterol son: vísceras, yema de huevo, mantequilla, crema entera y mariscos (camarón, ostión, cangrejo).

Coma diabético. Estado crítico en el paciente diabético. Algunas de sus características son alteraciones en el metabolismo de la glucosa y los lípidos. Es ocasionado por una indisciplina en el tratamiento medicamentoso y dietético.

Edulcorantes. Endulzantes y sustitutos del azúcar, generalmente bajos en calorías.

Fibras dietéticas. Son las estructuras que sirven de sostén a las plantas. Para el hombre tienen importancia cuatro de sus propiedades físicas: son resistentes a la degradación enzimática; tienen la capacidad de retener agua; dificultan la absorción intestinal de moléculas orgánicas como el colesterol y los ácidos biliares, y facilitan el intercambio de cationes. Estas propiedades producen respuestas fisiológicas específicas: aumento de peso de las heces fecales, reducción de las glucemias después de ingerir alimentos, y modulación y aumento de la velocidad de digestión y absorción de los nutrimentos (lípidos, hidratos de carbono, vitaminas y nutrimentos inorgánicos).

Fructosa. Hidrato de carbono presente sobre todo en las frutas.

Glucemia. Concentración de glucosa presente en la sangre.

Glucosa. Hidrato de carbono. Principal fuente de energía para la célula y para el sistema nervioso. Por ello es vital que el organismo disponga continuamente de suficiente cantidad de glucosa. Para las células, la fuente directa de glucosa es la sangre.

Hipercolesterolemia. Elevación anormal de los niveles de colesterol en sangre (mayor a 300 mg/100 ml).

Hiperglucemia. Es la elevación exagerada de los niveles de glucosa en sangre. Los niveles en una persona sana son de 80-120 mg/dl.

Hipertensión. Es el aumento en la presión arterial.

Hormona. Sustancia química elaborada por el cuerpo humano, que participa en diferentes funciones orgánicas (funciones endócrinas y metabólicas).

Insulina. Hormona producida en el páncreas. Participa en el metabolismo de los lípidos, hidratos de carbono y proteínas.

Kilocalorías o calorías. Unidad de energía. Cada uno de los alimentos proporciona una cantidad específica de kilocalorías.

Leguminosas. Grupo de alimentos constituido por el frijol, el garbanzo, la lenteja, la soya y el haba, entre otros. Es una buena fuente de proteína. También contienen hidratos de carbono, lípidos en poca cantidad, hierro, tiamina, riboflavina, niacina y piridoxina.

Lípidos. Comúnmente conocidos como grasas. Es un tipo de nutrimento y la fuente de energía más concentrada, ya que proporciona 9 kilocalorías por gramo.

Neuropatías. Grupo de trastornos de los nervios tanto sensitivos como motores (del movimiento) producidos por la Diabetes *mellitus*. Es una de las complicaciones tardías más frecuentes de la diabetes. Su importancia estriba en que puede producir dolor intenso y de difícil control, así como debilidad muscular intensa; además, influye en la aparición de trastornos degenerativos del pie diabético.

Nutrimento. Toda sustancia que habitualmente está presente en la dieta y que juega un papel metabólico en el organismo. En términos generales, tiene como función principal nutrir al cuerpo humano y proveerlo de sustancias necesarias para el funcionamiento adecuado del organismo.

Obesidad. Enfermedad caracterizada por el exceso de tejido adiposo (grasa) en el organismo. En esencia, la obesidad se debe a la ingestión de energía (kilocalorías) en cantidades mayores a las que se gastan, lo que produce su acumulación en forma de grasa.

Omega-3. Es un tipo de lípido (ácidos grasos) que se encuentra principalmente en algunos pescados que habitan en mares fríos, como arenque, salmón, sardina, atún, bagre y calamar.

También se encuentra en el aceite de pescado. Este tipo de nutrimento ayuda a prevenir las hiperlipidemias (niveles altos de grasas saturadas en sangre).

Pie diabético. Es un conjunto de alteraciones que se desarrollan en el pie del paciente diabético ocasionado principalmente por neuropatía diabética y enfermedad vascular periférica. Es decir, tan sólo la neuropatía puede ocasionar diferentes alteraciones en la sensibilidad y el dolor; alteraciones en la posición del pie que modifican la superficie de apoyo y el roce del pie. También se observa resequedad en la piel, lo que predispone la formación de fisuras y callos y, en consecuencia, el desarrollo de ulceraciones. Todos los factores antes mencionados, a los que se agrega la disminución de los mecanismos de defensa, contribuyen al desarrollo del pie diabético.

Polidipsia. Aumento en la sensación de sed.

Polifagia. Aumento en la sensación de apetito.

Poliuria. Aumento en la sensación de orinar.

Proteínas. Son compuestos constituidos por aminoácidos. Su principal función es aportar aminoácidos, que son componentes estructurales (músculo) e intervienen en varios procesos catalíticos del organismo.

Requerimiento nutrimental (calórico). Es la cantidad mínima de nutrimentos que un individuo necesita para realizar sus actividades físicas y mentales.

Sacarina. Endulzante químico sustituto del azúcar.

Salvado de trigo. Es la estructura (cascarilla) que cubre al trigo (véase fibra dietética).

Tratamiento dietético. Conjunto de medidas dietéticas empleadas como terapia de alguna enfermedad.

Tubérculo. Parte de un tallo subterráneo o de una raíz engrosada considerablemente. Algunos de ellos son ricos en almidón (hidratos de carbono complejos) y en vitamina C. Entre los tubérculos más utilizados como alimentos se encuentran la papa, la yuca y el camote.